Inteligência NÃO É SÓ Matemática

VIVIANA MAY

Editora InVerso

® 2021. Editora Inverso

R. Doutor Goulin, 1523 Alto da Glória
CEP 80040-280 Curitiba-PR
(41) 3254-1616 e (41) 3558-8001
editorainverso@editorainverso.com.br
www.editorainverso.com.br
Facebook.com/editorainverso
Instagram @editorainverso

COORDENAÇÃO EDITORIAL
Cristina Jones
Editora InVerso

REVISÃO
Carlos W. Jorge

CAPA, PROJETO GRÁFICO, DIAGRAMAÇÃO E ARTE-FINAL
Adriane Baldini

DADOS INTERNACIONAIS DE CATALOGAÇÃO NA PUBLICAÇÃO (CIP)
Mona Youssef Hammoud – CRB/ 9ª 1393

M466a

MAY, Viviana. **Inteligência não é só matemática.**
Curitiba: Inverso 2021.
124 p. 15 cm X 21cm - PTBR

ISBN: 978-65-86436-80-8

1. Autorrealização 2. Autoconhecimento. 3. Recolocação profissional
I.Título

CDD. 158.102

Autorrealização: 158.102 Recolocação profissional: 150.19

Dedico aos que se sentem perdidos por
não conseguirem escolher um caminho
ou tomar uma decisão profissional.
Também a todos que me incentivaram
e me ensinaram sobre a importância do
desenvolvimento pessoal.

Sou extremamente grata a um número enorme de profissionais que têm como missão transformar vidas. Entre eles, alguns, verdadeiramente, mostraram-me uma oportunidade de mudança.

Agradeço ao treinador-mentor Elyano Veras e toda a família Febracis, que me ajudou a criar posicionamento e autoridade no mundo digital, onde tudo começou. Vencer o desafio de escrever um e-book em sete dias foi decisivo para encarar o mundo editorial e reviver o talento de escrever.

Sou grata ainda à Tathiane Deândhela e sua equipe do Instituto Deândhela, pelos aprendizados extraordinários do curso "Vivendo de Palestras", cuja experiência foi um divisor de águas na minha vida, que fez, definitivamente, este projeto sair do papel.

Obrigada também à *Mastercoach* Priscila Prado Esturilho, que, através de um processo de coaching, fez-me enxergar talentos, valores e uma vida repleta de oportunidades prósperas. Foi o começo da virada, e eu não teria chegado tão longe sem aquele *start* inicial.

Agradeço à Marcia Tonin e ao Paulo Cândido da Silva, que foram amigos de grande importância no período pré-escrita, pois me ajudaram a alinhar meus interesses com a coragem de contar a minha história.

Minha gratidão eterna à Fabiana Bertotti, que me inspirou com seu trabalho, seu carisma e sua dedicação nas mentorias intermináveis de domingo de manhã.

Por fim, e mais importante, quero expressar minha gratidão à minha família, especialmente à minha mãe, Ingrid, ao meu esposo, Felipe, e aos meus filhos Izabel e Mateus, que participaram mais de perto, pacientemente, de cada etapa deste projeto. Gratidão pelo incentivo e apoio. Amo vocês!

PREFÁCIO

Entrar na faculdade, formar-se lá pelos 21 anos e ficar na mesma profissão até se aposentar, de preferência ostentando um único registro na carteira de trabalho, com mais de trinta anos galgando escadas na mesma empresa. Orgulho da família, exemplo na comunidade. Era assim o mundo ideal profissional dos meus pais. Só que ele não existe mais. Feliz ou infelizmente, a realidade do mercado, o cenário profissional e o perfil das pessoas mudaram demais nos últimos trinta anos, e para quem se forma agora – isso quando entra na faculdade, claro – não faz o menor sentido "gastar" toda a sua vida fazendo uma única coisa dela.

Eu, que me formei há duas décadas também não atuo mais na minha formação de origem. Ela me deu base, é verdade, mas não define minhas vontades para hoje. E, assim como eu, essa geração, que se definiu Z, não tem nenhum plano de fato para o futuro que incorpore estagnação. Hoje, é possível ter várias vivências numa vida profissional. Inteligência não se mede por habilidade matemática, como brilhantemente explana Vivi May nesta obra que abraça.

O livro *Inteligência não é só Matemática* aborda um mundo novo e, por vezes, desafiador para compreender: as habilidades modernas para se realizar e ganhar dinheiro. Afinal, se alguém te explica o caminho antes, é mais fácil não só chegar lá, como chegar com mais velocidade. E o livro é isso, um mapa com toques de guia turístico dessa nova realidade em que todos estamos, de uma maneira ou de outra, inseridos.

O texto minucioso e elegante entrega a formação jornalística, enquanto que a habilidade de elucidar novos conceitos e de oferecer alternativas mostra uma profissional que soube se inventar e que sabe que desse malabarismo depende a nova empregabilidade. Um livro para ler com atenção e reflexão, e que deveria ser entregue para todo jovem adulto que se sente perdido em um mar de ilusões, que as redes sociais criam, de falso sucesso.

Imprescindível para quem quer empreender, reconfortante para quem não se sente mais tão bem na primeira escolha. Memorável para quem só precisa de uma mão amiga dizendo: "vem, você não está sozinho nesse novo cenário".

Fabiana Bertotti
Jornalista, escritora e uma porção de coisas mais.

SUMÁRIO

Introdução

GENIALIDADE: O IMPACTO DA INTELIGÊNCIA NAS DECISÕES

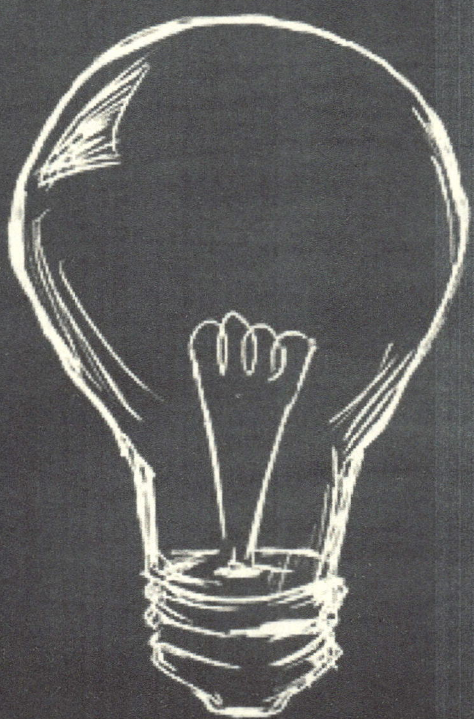

Eu passei metade da minha vida buscando encontrar a profissão certa. Deparei-me com essa reflexão diante de uma pesquisa sem propósito nos perfis do LinkedIn, observando a carreira (bem-sucedida) de pessoas que conheci na escola e na universidade. De forma curiosa, busquei saber quais rumos profissionais aquelas pessoas que passaram pela minha vida tinham de fato tomado. Muitas delas deixaram de ter contato comigo ao longo dos anos e a maioria estava esquecida nas lembranças acadêmicas. No entanto, naquele momento, reviveram na minha memória.

Quando criança, eu costumava fantasiar sobre a vida adulta. Eu imaginava quão perfeita seria a minha vida. E quando me perguntavam o que eu "queria ser quando crescer", as respostas vinham em forma de sonhos e profissões de tudo aquilo que eu desejava fazer. Experimentar o mundo das possibilidades me preenchia, porque naquela época eu podia "ser" muitas coisas.

Em meados dos anos 80, época conhecida como "década perdida" devido à crise econômica que assolava o país, a grande parte da massa trabalhadora estava no mercado assalariado formal. A crença sobre o mundo do trabalho girava em torno da segurança e da estabilidade. Empreender era caro, arriscado ou não se dava muito valor. Assim, nossos pais foram ensinados, e por consequência toda a minha geração, a estudar, tirar boas notas, ser o melhor da turma, que, com isso, você arrumaria um bom emprego e construiria uma carreira para, então, se aposentar. Não precisava fazer sentido, não precisava ser exatamente o que você sonhava. Não precisava ter muitas habilidades comportamentais, bastava ter um bom currículo (e, às vezes, alguma influência) para encontrar um trabalho que oferecesse garantias e benefícios para o fim da vida.

Eram os tempos do telefone fixo, onde precisávamos esperar dar linha e discar os números em círculos. Computadores pessoais eram praticamente inexistentes em famílias da classe média. Os primeiros

PCs lançados ainda eram muito robustos e inacessíveis para quem havia acabado de adquirir uma máquina de escrever automática. Qualquer tecnologia portátil, muito bem representada pela família da série animada de televisão Os Jetsons, era surreal. Jogos eletrônicos se concentravam em fliperamas.

A criatividade amparava as minhas opiniões sobre o mundo do trabalho. Eu queria trabalhar como arquiteta. Por muito tempo, colecionei recortes de jornal com plantas de apartamentos que seriam lançados em breve. Eu redesenhava, ao meu modo, criando opções de ambientes que se enquadravam na minha necessidade imaginária. Mas é claro que, além de desenhar as plantas imobiliárias, eu as catalogava e as vendia nas minhas brincadeiras de ser dona de negócios importantes. Na verdade, eu sonhava em ser empresária.

Eu gostava tanto de idealizar ambientes residenciais que os 30 exemplares azuis da *Coleção Larousse Cultural* se transformaram em bonitas paredes de maquetes que representavam os cômodos da casa das minhas bonecas. Desta maneira, eu podia visualizar a planta imobiliária.

Uma boa parte do tempo, eu também era uma apresentadora famosa que cantava, dublando os ícones da música dos anos 80. Com botas até o joelho, mangas bufantes e ombreiras, acenava para uma multidão invisível sob um grande palco. Coreografias eram elaboradas e ensaiadas dezenas de vezes para alimentar o poder do protagonismo.

Na minha fantasia, também fui professora. Desenvolvia métodos de ensino no quadrinho de giz pendurado na parede do quarto da bagunça, diante de uma mesinha com ursos e cachorros de pelúcia muito concentrados e atentos. Isso, quando minhas alunas não eram as modelos das capas de revistas de moda da coleção da minha mãe. Sim, *Luiza Brunet* e *Claudia Raia* já foram minhas alunas imaginárias.

Quando ficava na casa da minha avó paterna, a cozinha era meu lugar favorito. Ela era uma excelente cozinheira. Lembro-me que eu permanecia no mesmo lugar, entre a cozinha e a lavanderia, em pé e com olhos muito atentos a cada movimento. Ainda não tinha *freezer,* tampouco forno micro-ondas. A porta dos armários de panelas e dos mantimentos eram cortinas estampadas, e o jogo de louças ficava guardado na sala em cristaleiras. Com um avental amarrado na cintura, seu vai e vem parecia um balé inspirador, embora no rádio a pilha tocassem músicas populares da estação local. O meu encantamento me fez querer ser uma *chef pâtissier* e me aventurar na arte da confeitaria.

Também aspirava a ser estilista, quando amarrava lençóis na minha irmã para simular um novo vestido esvoaçante e extravagante à moda da época. Usava sapatos de salto que ainda não serviam em mim para desfilar no corredor infinito do apartamento. Imaginava ser vendedora de roupas femininas, quando arrumava os armários e as gavetas do meu quarto. Igualmente sonhava em ser ginasta e atleta quando era ano olímpico, pois pertencer a um time uniformizado, que fazia viagens para marcar presença em competições, com um treinador incentivando a subir num pódio para receber uma medalha, era uma cena emocionante.

E repórter. Cheguei a escrever um jornalzinho diário para contar as aventuras do meu cachorro Lollo e falar da previsão do tempo. Nessa época, costumava passar os fins de semana na casa da minha avó materna, brincando com os meus primos. Também foi a ocasião em que a minha tia adquiriu uma filmadora VHS *Panasonic AF X8*. Facilmente, montamos uma equipe de reportagem e, então, de fato, tínhamos um jornal televisivo para falar se durante a semana faria sol ou chuva.

Eu queria fazer um milhão de coisas profissionalmente. Só que eu não era boa em tudo, especialmente em matemática. Matemática, substantivo feminino, ciência que estuda por método dedutivo objetos abstratos (números, figuras, funções) e as relações existentes entre eles. Meu pesadelo. Para mim, uma pessoa inteligente deveria ser boa em matemática. Como você descreveria uma pessoa inteligente? Qual a referência de uma pessoa inteligente na sua vida?

Recentemente, fiz essas perguntas para várias pessoas de diversas idades e alguns pontos em comum apareceram nas respostas, trazendo, sem surpresas, um estereótipo bem construído de gênios aos quais estamos acostumados. Sábios, *nerds* arrumadinhos com óculos e cabelos desalinhados, que entendem de fórmulas e de astrofísica, imersos em computadores, em uma sala com quadros cheios de rabiscos de giz. Ou ainda, uma criança prodígio, integrante de uma orquestra sinfônica, capaz de fazer algo que ninguém faz.

O que, de fato, é a inteligência humana? O quanto tomamos nossas decisões baseadas em nossa inteligência? Trago, neste livro, um caminho rumo ao autoconhecimento. Conceitos, técnicas e ferramentas aplicáveis na descoberta dos seus talentos para que, ao reconhecer o seu potencial, você possa ampliar as suas oportunidades no mercado de trabalho, com menos desgaste emocional, financeiro e mais preparação. A minha proposta é que você acesse o seu diferencial partindo daquilo em que você já é bom.

Desde a quarta série do ensino fundamental, todo final de ano era aquele tormento por causa da matemática. Lembro-me de fazer tarefas intermináveis com cálculos e expressões numéricas, aos prantos, questionando-me por que eu precisava ser boa naquilo. O resultado era de se esperar: recuperação e prova final. Eu fazia aulas particulares de reforço que me desafiavam a chegar, ao menos, na média para passar de ano. Toda atenção era voltada para a matemática. Ano após ano, a história se repetia.

Em uma ocasião, a minha mãe, muito otimista, marcou uma viagem para a praia. Tia e primos, todos com a expectativa de respirar a maresia do litoral o mais breve possível. Era 1992, início de dezembro quente, o verão dando as caras e o cheiro de férias no ar. Eu sempre tive a impressão de que nessa época do ano começa uma correria peculiar, devido ao cansaço da jornada anual de trabalho e à proximidade das festas de fim de ano. Eu precisava passar de ano direto, afinal, havia alguns anos sem viagem de férias.

Tudo pronto. Lembro-me do porta-malas cheio de sacolas, colchas, brinquedos e panelas. As compras também tinham sido feitas e boa parte estava no gelo do isopor para conservar melhor durante a viagem. Óculos de sol e boné de prontidão para partirmos assim que eu voltasse da escola.

Mal podia aguentar de tanta ansiedade. Na escola, aqueles últimos dias de aula eram para contar presença no ano letivo e confraternizar. Era muito comum levarmos canetinha colorida para assinar a camiseta dos colegas como lembrança do ano que se passava. Ou planejar um lanche coletivo, no qual cada um levava um prato de doce ou de salgado e refrigerantes. Embora fosse divertido, eu só queria mesmo era ir para casa, vestir o maiô com shorts e pegar a estrada!

Quanto mais a hora se aproximava do meio-dia, horário de término da rotina escolar, mais eu podia sentir o calor do Sol no meu rosto, o cheiro de protetor solar misturado com água de mar e areia. Quase na hora da saída, recebi o boletim. Eu estudei tanto, mas não tive bons resultados com os números. A consequência da nota abaixo da média, com direito a uma semana de recuperação antes da prova final, transformou o meu banho salgado num banho de água fria e num mar de lágrimas.

O meu sentimento era de frustração, vergonha, fracasso e atraso de vida. Eu acreditava que não era boa o suficiente. Não tão boa quanto os meus colegas do LinkedIn. Sentia meu coração transbordando de gratidão por diversas áreas da vida em que eu tinha prosperado, mas, ao mesmo tempo, incomodada por não ter encontrado a realização profissional. O fato era que eu não tinha resultados. Diante de tantas experiências, conhecimentos e oportunidades eu ainda não tinha encontrado a porta que me levaria ao propósito, que eu sabia poder alcançar através de uma profissão. Por algum tempo, isso me paralisou, mas os sonhos sabem o caminho.

Eu havia recentemente encerrado as atividades da minha empresa. Não sabia ao certo o que viria depois, porém uma certeza me invadiu. Aquele senso de urgência de que eu precisava parar de contar historinhas que justificavam o meu entorpecimento intelectual, para sair de vez do limbo da estagnação, foi a força motriz para começar a agir. O empurrão final veio de um evento de empreendedorismo, recheado de palestras motivacionais que nos estimulam a crescer. Naquele momento, eu decidi recomeçar; passar por uma transição, uma mudança; e sair do deserto.

Tudo que é novo me traz uma sensação revigorante de entusiasmo. É como olhar o mar e saber que do outro lado tem alguma montanha para você subir. É o frescor de aprender coisas novas, de entrar num mundo novo. Conhecer outras pessoas, com suas experiências, sobretudo as que estão em busca de crescimento e transformação. Para isso, é necessário atravessar o mar e encontrar a montanha certa. O meu desafio era me preparar e entrar no mercado de trabalho, no entanto, sem cometer os mesmos erros para não morrer na praia.

Neste livro você vai conhecer os dados atuais do mercado de trabalho, frutos de pesquisa sobre as tendências e profissões do futuro, listas de habilidades requisitadas pelos recrutadores e os impactos tecnológicos e de comportamento devido à pandemia de 2020. O ano de 2020 certamente foi um marco na história por causa das mudanças que trouxe para a humanidade. Para mim também foi um ano bastante especial.

Foi o ano da virada. Eu entendi que o conhecimento que eu tinha havia me trazido até aqui e eu precisa encontrar um diferencial para prosperar profissionalmente. Foi o ano em que eu decidi investir em novos conhecimentos e me preparar para viver novas oportunidades. E as portas se abriram. Foram mais de 25 cursos e inúmeros livros, vídeos, aulas online e treinamentos presenciais sobre inteligência emocional, análise comportamental, produtividade, mentalidade de abundância, educação financeira, business, oratória, escrita e marketing digital. A partir do autoconhecimento, pude ajustar aquilo que eu ansiava a um novo estilo de vida mais próspero e com realizações.

Desenhei o processo que me ajudou não só profissionalmente, mas também na gestão pessoal e na rotina diária. Dei o nome de **Método 5D,** para que seja facilmente lembrado. D de ***diferencial.*** D para ***descobrir*** os seus talentos e ***definir*** o que fazer com eles. D de ***determinação*** para trazer clareza ao que te move. D de ***diligência***, porque não há nada melhor nessa vida do que algo feito com excelência. E D de ***decepção*** para que os desafios e as objeções se tornem aprendizados de sucesso.

Não pude deixar de trazer conceitos sobre a comunicação assertiva e pontos de reflexão sobre as habilidades comportamentais, pois refletem diretamente nas nossas relações pessoais e profissionais. Bem trabalhadas, podem fazer uma enorme diferença na nossa jornada de desenvolvimento. Eu acredito que você não está aqui por acaso. Talvez você só não saiba ainda reconhecer o gênio que existe dentro de você. Mas não se preocupe, pois você não foi ensinado a despertar a sua genialidade na hora de decidir em qual curso se inscrever para fazer o vestibular, ou qual profissão se adequa melhor ao seu perfil comportamental.

Se você, independentemente da sua idade ou do momento em que vive, ainda se sente perdido, acredite que você também tem um lugar ao sol. Eu acredito que existe um gênio aí dentro. Se você é jovem e está começando a sua vida profissional; se está indeciso com suas escolhas ou se já fracassou inúmeras vezes, mas tem disposição para recomeçar certo: este caminho é para você, porque inteligência não é só matemática!

Capítulo 1

O PONTO DE PARTIDA: DESAFIOS PARA INGRESSAR NO MERCADO DE TRABALHO

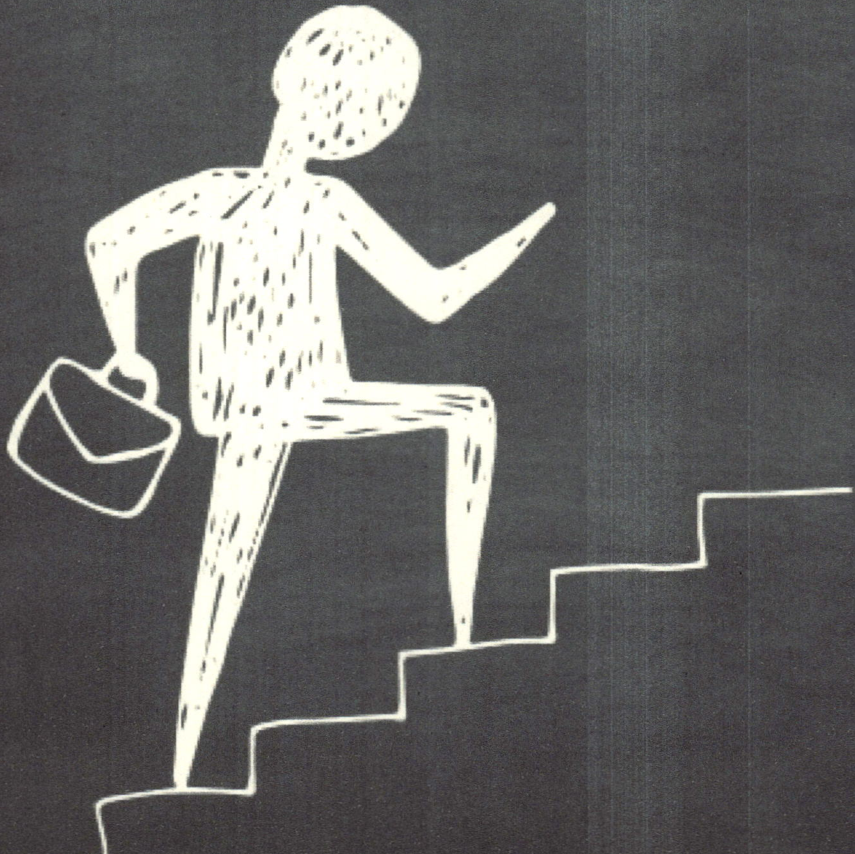

A população jovem, sobretudo aqueles que vão enfrentar o mercado de trabalho pela primeira vez, precisa encarar alguns importantes desafios:

- **Conhecer as opções;**
- **Conhecer a si mesmo e ter visão clara do futuro;**
- **Conhecer o mercado de trabalho;**
- **Procurar ser um profissional diferenciado.**

Conhecer as opções

Universidade? Curso técnico? Marketing digital? É melhor empreender ou concursar? E as dúvidas não param por aí. Os jovens, de fato, têm muitas coisas para decidir. É preciso escolher a área de atuação, a instituição de ensino do curso proposto, se pública ou privada, fazer Enem ou não, processo seletivo em qual cidade, entre outros tantos detalhes.

Ao longo da vida devemos escolher muitas coisas. Para alguns, tomar decisões é uma tarefa simples, mas para a maioria é um dilema. Barry Schwartz[1], economista e psicólogo americano, explica isso na teoria do **Paradoxo da Escolha.** Ele defende que quando se tem mais liberdade de escolha, com muitas opções, é gerado um custo de oportunidades que aumenta as expectativas, causando paralisia no momento da decisão e, por consequência, a insatisfação. Ou seja, quanto mais escolhas você tem, mais difícil é a sua decisão.

---

1 SCHWARTZ, Barry. O Paradoxo Da Escolha - **Por Que Mais É Menos?**. São Paulo: A Girafa Editora, 2004. p. 304.

Para provar o quanto a nossa incapacidade de decidir reflete diretamente em nossos resultados, apreciemos um estudo realizado pelos psicólogos Mark Lepper e Sheena Lyengar, aplicado aos negócios. A proposta é analisar como os consumidores são afetados pela quantidade de produtos disponíveis em um mercado. Em um estande de demonstração, foram colocados seis sabores diferentes de geleias. Os consumidores que estivessem no estabelecimento poderiam experimentar e, se optassem pela compra, receberiam um cupom de desconto de 1 dólar.

Em outro momento, com o mesmo objetivo, foram colocados na vitrine mais 18 sabores variados do doce, totalizando 24 opções, o que representa um aumento de 300% de variedade. Em decorrência disso, um número maior de sabores de geleias atraiu mais consumidores para a loja, no entanto, o percentual de vendas reduziu consideravelmente. Quando havia seis opções para o cliente provar, cerca de 30% dos consumidores compraram ao menos um pote. Assim que foram adicionadas mais opções, somente 3% das pessoas compraram.

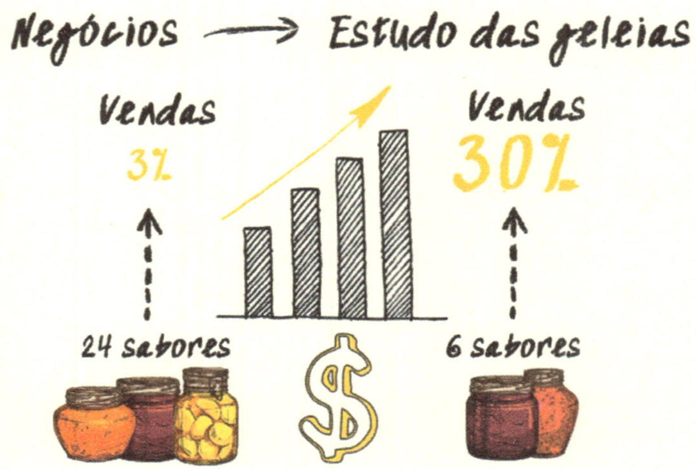

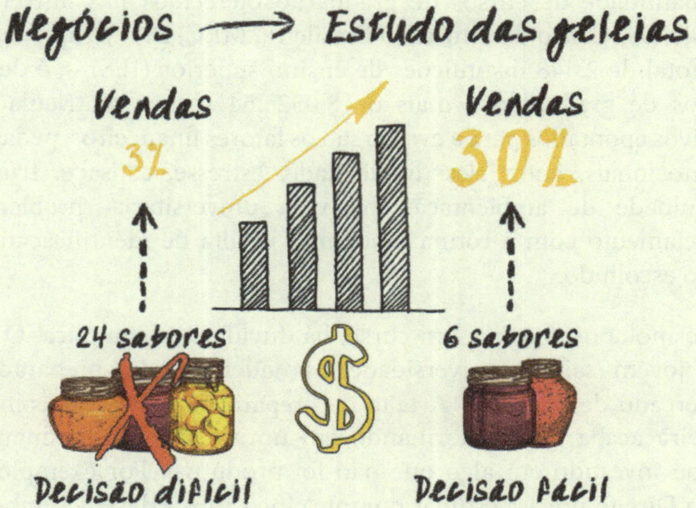

Resultado: onde existem muitas opções de escolhas, existem muitas decisões, o que leva a uma escolha complexa, frustrante e com baixa satisfação. Podemos facilmente vivenciar essa experiência no nosso dia a dia. Já me peguei várias vezes querendo assistir um filme ou uma série na Netflix, sem saber qual exatamente. Começo olhando o trailer de um e de outro. Depois mais um e outro. São tantas opções que, ao passar meia hora, simplesmente não pude escolher nenhum.

Essa indecisão reflete sobre outras áreas, como a escolha da profissão. É um fator que aparece no cenário atual da Educação Brasileira, cujas pesquisas apontam um alto índice de evasão nas universidades. Dados do Instituto Brasileiro de Geografia e Estatística (IBGE) de 2019 mostram que 23% dos jovens de 15 a 29 anos não estudam e nem trabalham. Dos que ingressam na vida universitária, segundo o Censo da Educação Brasileira do Ministério da Educação (MEC) de 2017, na rede pública, 43% abandonam os estudos, sendo que 19% o fazem nos primeiros períodos. Já na rede privada, 53% não concluem a formação, sendo 30% os que deixam o curso nos primeiros períodos.

A quantidade de cursos de graduação oferecidos nas universidades brasileiras (Censo da Educação Brasileira, MEC, 2017) - que registram um total de 2.448 instituições de ensino superior (IES) –, é de 35.380 cursos de graduação e mais de 8.052.254 alunos matriculados. Os motivos apontados para a evasão são os fatores financeiros, pedagógicos e emocionais, entre eles: infelicidade, estresse, cansaço, frustração, dificuldade de ambientação na vida universitária, problemas de planejamento com a rotina acadêmica e falta de identificação com o curso escolhido.

E mesmo após concluir um curso, há dúvida e insegurança. O quanto este jovem sai da universidade, verdadeiramente, preparado para o mercado de trabalho? A falta de preparo na hora de escolher uma carreira acaba se transformando em um enorme custo financeiro e tempo investido em algo que não foi produtivo. Por exemplo, quem cursa Direito precisa estudar durante cinco anos e deve desembolsar de 24 a 132 mil reais. Quem quer se formar em Administração deve assistir aulas durante quatro anos e investir entre 9 e 100 mil reais. Alunos de Pedagogia, por sua vez, ficarão quatro anos na instituição pagando entre 9 e 76 mil reais.

O preço de uma decisão mal tomada é a insatisfação com seus resultados, por não conquistar o lugar certo no mercado de trabalho de acordo com o seu perfil e a sua vocação. Com este panorama de inúmeras escolhas de cursos e instituições, profissões que estarão em alta no futuro próximo; profissões que poderão não existir mais num futuro não muito distante; habilidades que precisam ser desenvolvidas; carreiras com propostas e estilos diferentes de trabalhos e demandas; não faz sentido tomar uma decisão com mais preparação e com mais segurança emocional?

Conhecer a si mesmo e ter visão clara do futuro

Quem é você? Quais as suas habilidades? Qual a sua visão de futuro? Fiz essas três perguntas a vários candidatos que estavam concorrendo para uma vaga de emprego onde eu atuava como gestora. A falta de autoconhecimento gera um despreparo na hora de uma entrevista de emprego, onde os candidatos focam em apresentar suas habilidades técnicas, falam sobre o que já está no currículo, e nada das habilidades comportamentais. Além disso, não projetam com clareza onde querem chegar.

Como de costume, a empresa anunciava a vaga, recebia os currículos e agendava a entrevista. Na apresentação, era muito comum as pessoas interessadas contarem sobre suas vidas com base no que faziam. Falavam sobre os cursos que tinham feito, a língua estrangeira que dominavam e onde já haviam trabalhado. Algumas até arriscavam contar a sua motivação em estar ali, porém a falta de autoconhecimento era perceptível. E era um padrão: percebi que todas aquelas pessoas mal sabiam sobre elas mesmas.

É muito comum uma geração inteira buscar o seu valor naquilo que sabe fazer, porque foram ensinadas assim. Vejo muitas pessoas da minha idade com esse padrão disfuncional de comportamento. A minha vida toda precisei fazer, executar, realizar para me sentir importante e reconhecida. Quanto mais fazia, mais me sentia perdida. As coisas deixavam de ter sentido e não me faziam feliz. Descobri que eu tinha uma forte crença de capacidade, porém as minhas crenças de identidade e de merecimento estavam muito enfraquecidas.

Como está a sua vida hoje? Quais as áreas que você mais gosta? Como você se relaciona com o outro? Quaisquer que sejam as suas respostas, elas vêm através das lentes pelas quais você enxerga a si mesmo e o mundo. Elas são o reflexo das suas primeiras vivências, lá da infância, ou das demais experiências. Podemos chamar essas lentes de crenças, pois são tudo aquilo que vimos, ouvimos e sentimos, de forma real ou imaginária, ao longo da nossa vida.

As nossas crenças formam um modelo mental que determina nossas percepções, nossas escolhas, nossas ideias, nossos sentimentos, nossos comportamentos, nossos relacionamentos e nossos resultados que temos hoje. Esses estímulos, captados por repetição ou forte impacto emocional, transformam-se em memórias armazenadas em nossa mente. Nós somos o acúmulo e a combinação de todas essas memórias. Ou seja, cada memória traz significados e sentimentos que compõem as nossas crenças e nossos aprendizados.

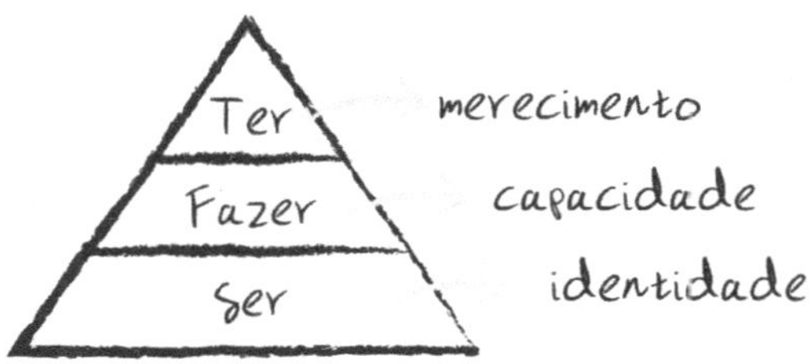

Você tem ideia do quanto você é pressionado para ser aceito, para se adaptar ao meio e às pessoas que vivem com você? Já pensou que algumas coisas que você ouviu na infância ou ao longo da vida talvez tenham feito você se afastar da sua essência verdadeira? Ou acreditar que você é alguém que você não nasceu para ser?

A identidade do indivíduo é a base de tudo e deve se compor das características positivas essenciais. Para ter uma identidade forte é preciso se sentir pertencente e importante, ter boas conexões afetivas e ter um senso de missão e de propósito. A minha crença de **identidade** me faz enxergar quem eu sou. Em seguida, as minhas crenças de **capacidade** definem aquilo que sou capaz de fazer e, então, reconheço as minhas competências e habilidades. Por último, minhas crenças de **merecimento** me fazem reconhecer o que sou merecedora em ter.

Imagine alguém que, inconscientemente, é permissivo, faz-se de vítima, é compulsivo, dependente, pouco autoconfiante, tem baixa autoestima, procura se isolar, só reclama, é agressivo ou comunica dor em atos e palavras. Quais estímulos esse indivíduo recebeu, principalmente durante a infância, que lhe fizeram acreditar que não é ninguém ou que não sabe nada e não merece mais? Quando esses fatores são frágeis é porque foram estimulados de maneira inadequada; por consequência, encontram-se invertidos, provocando uma disfunção comportamental. Geralmente, apresentam-se em pessoas cheias de ausência.

Esse vazio é uma fratura emocional causada, por exemplo, por: rejeição, abandono, privação e escassez. É uma memória emocional cheia de sentimentos tóxicos que foi preenchida com uma busca desenfreada por alguma coisa que a complete momentaneamente, como dinheiro, trabalho, títulos, serviço ao próximo, comida, drogas, sexo e bebidas. Dependendo da intensidade, esse buraco pode virar um abismo, um vale de culpa e vitimismo onde o indivíduo acredita que não é valoroso, ou uma armadura de arrogância e de orgulho para provar que ele não é aquilo que disseram dele.

O autoconhecimento ajuda no reconhecimento dessas fraturas para que possam ser preenchidas com a coisa certa: amor. Fortalecer a identidade do indivíduo e trabalhar essas disfunções emocionais é recompor a dignidade do seu próprio papel, de usufruir seus talentos para impactar positivamente no mundo. Ser digno de dar e receber; e viver os melhores dias.

Também traz a clareza do que se vive, de fato, no momento presente. Quando se identifica esse ponto, é possível projetar o lugar exato aonde se quer chegar, desenvolver as habilidades, posicionar-se e traçar um plano. Não ter definido os objetivos profissionais e pessoais pode fazer com que haja desmotivação na realização de um trabalho. Quem não sabe o que quer, ficará à mercê dos acontecimentos e qualquer emprego lhe servirá.

O psicólogo Mihaly Csikszentmihalyi[2], com o intuito de compreender o que leva o indivíduo ao seu estado pleno de satisfação e de motivação própria, desenvolveu a Teoria do Estado de Fluxo, também chamado de ***Estado Flow***. Ele defende que os níveis de desafios e de competências devem estar alinhados em congruência entre aquilo que a pessoa faz diariamente e aquilo que gosta. Do contrário, a performance e os resultados sempre serão básicos ou insatisfatórios.

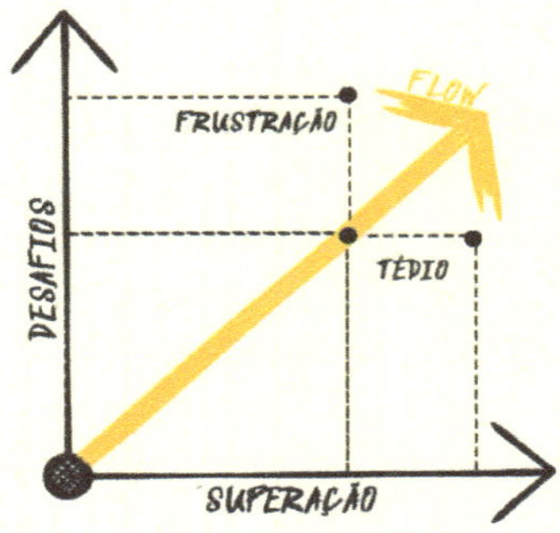

Vale a pena investir em autoconhecimento e olhar com verdade para os comportamentos, para as conquistas e para as insatisfações. É fundamental refletir sobre a sua construção emocional para conhecer os pontos fortes e fracos. Descobrir o que combina com você, o que é necessário desenvolver e visualizar o caminho profissional que você deseja seguir nos próximos anos.

Conhecer o mercado

Ao olharmos para o mercado de trabalho, deparamo-nos com uma série de tendências que vêm acompanhando o contexto socioeconômico

2 CSIKSZENTMIHALYI, Mihaly. Flow: **A psicologia do alto desempenho e da felicidade**. Tradução de Cássio de Arantes Leite. São Paulo: Editora Objetiva, 2020. p. 336.

mundial. Não é novidade para ninguém que o mundo passou por inúmeras mudanças. Devido às tecnologias e o momento de pandemia (2020), as empresas estão variando seus negócios por meio de modelos digitais, alterando suas propostas de atendimento ao cliente e inovando para atender a demanda e não sair de vez do mercado.

Em julho de 2020, o grupo britânico de educação Pearson realizou uma pesquisa que mostra as consequências dessa transformação. O estudo *Global Learner Survey*[3] ouviu mais de sete mil pessoas de sete países, incluindo o Brasil. Esses números revelam que cerca de 76% dos brasileiros chegaram a repensar suas carreiras profissionais, por conta da crise gerada pela pandemia e 59% demonstraram preocupação em ter que mudar de área de atuação.

Diante desse cenário, 91% dos entrevistados acreditam que os profissionais precisarão aprender mais habilidades pessoais e digitais, como desenvolver o pensamento crítico, análise de dados e gestão de equipes. Também, 90% consideram que as habilidades exigidas hoje pelos recrutadores são diferentes das competências determinadas há cinco anos. Quando eu me formei, há quinze anos, o conhecimento adquirido na universidade tinha uma garantia de uns dez anos ou mais, até precisar fazer uma reciclagem ou uma pós-graduação para complementar os estudos acadêmicos e nos manter atualizados profissionalmente. Com o avanço digital, o que aprendemos hoje tem prazo de validade. A cada instante é necessário entender novos conceitos e novas ferramentas.

A maneira como o trabalho é realizado afetou 81% dos profissionais que tiveram que adotar o *home office* para conter o avanço do coronavírus. O mesmo percentual afirmou que, no futuro, mais pessoas irão trabalhar a distância ao invés de trabalhar em um escritório. Cerca de 74% dos brasileiros acreditam que irão trabalhar de forma remota permanentemente. A média global foi de 71%.

---

3 PESQUISA, Grupo Pearson. **Global Learner Survey**, publicada em agosto/2020. Disponível em: <https://www.pearson.com/news-and-research/the-future-of-education/global-learner-survey.html>.

As novas necessidades ainda trouxeram uma modificação nas relações de trabalho e no setor de recursos humanos, no que diz respeito aos benefícios oferecidos pelas empresas. A assistência médica passou a ser o benefício de maior relevância na opinião dos profissionais avaliados. E a lista de necessidades dos colaboradores sugere a substituição dos benefícios referentes à locomoção para o trabalho em aportes na previdência privada e auxílio financeiro para montar uma estrutura *home office*, com internet e mobiliário.

Esse levantamento também trouxe o conceito de desigualdade digital, em que 90% dos entrevistados apontam uma perceptível diferença entre as pessoas com acesso às tecnologias, para aprender de forma online, e as que não possuem nenhum tipo de dispositivo. Esse foi um fator visível e desafiador para as escolas que precisaram se desenvolver para lidar com as desigualdades econômicas e digitais entre os alunos. No meio acadêmico, as aulas EAD e as plataformas de ensino tomaram conta. Quem ainda não conhecia o ensino remoto, passou a ter a obrigatoriedade de se adequar a ele. A pandemia da *Covid-19* acelerou um processo que já vinha se estabelecendo rápido na esfera digital, trazendo uma adaptação que pode ser permanente, pois alguns cursos já estão saindo das grades universitárias, sendo substituídos ou completamente reformulados.

Em julho de 2019, o Ministério da Educação (MEC) anunciou que o Exame Nacional do Ensino Médio, o Enem, teria provas digitais a partir de 2020 a fim de reduzir os custos e modernizar a avaliação com vídeos, infográficos e lógica de games. Desde que foi criado, em 1998, o exame educacional teve somente provas impressas.

A Era Digital é representada pelo acrônimo VUCA (usado no vocabulário corporativo e ambiente militar), que descreve quatro características marcantes do momento que estamos vivendo: Volatilidade, Incerteza, Complexidade e Ambiguidade. Nas décadas de 70 e 80 era comum fazer um curso de datilografia para entrar no mercado de trabalho. Dentre as profissões existentes, havia vendedores de enciclopédias, telegrafistas, lanterninha de cinema e ascensorista. Hoje, nem ouvimos falar mais deles.

O Fórum Econômico Mundial[4] aponta que 65% dos estudantes que entraram no ensino primário em 2016 irão atuar em profissões que ainda não existem. E, se observarmos bem, as atividades que eram consideradas entretenimento já se tornaram profissões reconhecidas, como Youtuber, Influencer e Gestor de Mídias Sociais. A tendência no futuro é o indivíduo vir a exercer pelo menos cinco profissões ao longo da sua vida, muitas vezes em diferentes áreas, algumas ao mesmo tempo.

Sites e empresas de tecnologia do mundo, frequentemente, publicam relatórios e artigos sobre o que se esperar do futuro das profissões. As opiniões e hipóteses são variadas, porém todas têm algo em comum: no futuro estarão em alta profissões ligadas à área de T.I. (tecnologia da informação), análise de dados e *coaching*. Os profissionais precisarão ter habilidades pessoais e digitais bem desenvolvidas, como, por exemplo, gestão, relações interpessoais para trabalhar em grupo, trabalhar sob pressão, conhecimento sobre ferramentas digitais e comunicação. A área da tecnologia da informação contempla um conjunto de todas as atividades e soluções providas por recursos de computação que visam a produção, o armazenamento, a transmissão, o acesso, a segurança e o uso das informações.

Essas tendências se confirmam quando vemos o levantamento[5] das profissões emergentes elencadas pelo LinkedIn que tiveram maior crescimento em 2020 no Brasil:

- **1º lugar: Gestor de Mídias Sociais.** Cinco conhecimentos primordiais: marketing digital, redes sociais, *Adobe Photoshop, Adobe Illustrator* e marketing. Três segmentos que mais buscam a profissão: publicidade e marketing, mídia online e internet. Crescimento anual de 122%.

---

4 RELATÓRIO, World Economic Forum. **Future of Jobs,** 2016. Disponível em: <http://www3.weforum.org/docs/WEF_Future_of_Jobs.pdf>.

5 LEVANTAMENTO LINKEDIN, das **profissões emergentes 2020**. Disponível em: <https://business.linkedin.com/content/dam/me/business/en-us/talent-solutions/emerging-jobs-report/Emerging_Jobs_Report_Brazil.pdf>.

- **2° lugar: Engenheiro de Cibersegurança.** Cinco conhecimentos primordiais: *Docker Products, Ansible, DevOp, Amazon Web Services (AWS)* e *Kubernetes*. Três segmentos que mais buscam a profissão: tecnologia da informação e serviços, softwares de computador e serviços financeiros. Crescimento anual de 115%.

- **3° lugar: Representante de Vendas.** Cinco conhecimentos primordiais: *outbound marketing, inbound marketing*, pré-venda, vendas internas e prospecção. Três segmentos que mais buscam a profissão: softwares de computador, tecnologia da informação, serviço e internet. Crescimento anual de 109%.

- **4° lugar: Especialista em Sucesso do Cliente.** Cinco conhecimentos primordiais: *inbound marketing*, auxiliar no sucesso do cliente, relações com o cliente, marketing digital e experiência do cliente. Três segmentos que mais buscam a profissão: tecnologia da Informação e serviços, softwares de computador e internet. Crescimento anual de 79%.

- **5° lugar: Cientista de Dados.** Cinco conhecimentos primordiais: *machine learning*, ciência de dados, linguagem Python, linguagem R e ciência de dados. Três segmentos que mais buscam a profissão: tecnologia da informação e serviços, bancos e softwares de computador. Crescimento anual de 78%.

Tecnologia e mercado de trabalho passam por um processo de influência mútua, pois quanto maior o desenvolvimento na área tecnológica, especialmente no setor de automação das funções manuais, maior a extinção de cargos. Profissões como caixa de banco e operador de telemarketing tendem a desaparecer por causa da automação que está transformando o setor de serviços. A criação de terminais de autoatendimento e o uso de plataformas que conectam o cliente com o serviço ou com o produto permitem que o próprio cliente realize transações que eram feitas, anteriormente, somente por funcionários. Outras profissões que seguem o mesmo caminho: cobrador de ônibus, caixa de supermercado, corretor de seguros e imóveis, além de todo o setor rural, em que, há mais tempo, o trabalho manual é substituído pelo uso de máquinas.

Por outro lado, esse impacto gera a criação de novas oportunidades, melhorias nos resultados, aumento da produtividade e mais engajamento da equipe de colaboradores, que precisa fazer novos cursos e aprimorar o seu desenvolvimento profissional. As empresas que implementam tecnologias inovadoras, cada vez mais investem em seus funcionários para contar com uma equipe mais qualificada e se manterem competitivas no mercado. Nesse contexto, fica cada vez mais claro que é necessário investir em habilidades técnicas *(hardskills)* e ainda mais em habilidades comportamentais *(softskills)*, porque o comportamento profissional e a imagem pessoal podem definitivamente alavancar a sua carreira.

Além disso, há algo muito especial que nos diferencia das máquinas: o desenvolvimento da consciência humana. Os computadores podem aprender as nossas habilidades técnicas, aprimorar fórmulas matemáticas e dispor de toda a informação da internet, mas não podem reproduzir nossas capacidades comportamentais. Um levantamento[6] realizado pelo LinkedIn e publicado pelo site da Folha de São Paulo, em agosto de 2020, mostra a lista das habilidades mais valorizadas pelos recrutadores e empregadores atualmente. A ***comunicação*** se destaca no *ranking*, seguido da ***gestão de negócios*** e da ***resolução de problemas,*** conforme vemos abaixo:

1. Comunicação;
2. Gestão de negócios;
3. Resolução de problemas;
4. Ciência de dados;
5. Gestão de tecnologias e armazenamento de dados;
6. Suporte técnico;
7. Liderança;
8. Gerenciamento de projetos;
9. Aprendizado online;
10. Desenvolvimento de funcionários.

6 LEVANTAMENTO LINKEDIN das **habilidades mais valorizadas em 2020**. Disponível em: <https://www1.folha.uol.com.br/sobretudo/carreiras/2020/08/comunicacao-vira-a-habilidade-mais-valorizada-por-empregadores.shtml>.

Descobrir os talentos, fortalecer a identidade e desenvolver a sua consciência garantirão mais chances de sucesso nesse novo mercado. As habilidades comportamentais - como a inteligência emocional; a criatividade; a capacidade de negociação, de vendas, de colaboração, de gestão, de liderança, de saber se comunicar, se relacionar e de servir - oferecerão um subsídio para uma tomada de decisão mais segura e assertiva.

O que é necessário para ser um profissional diferenciado?

Como se destacar em um mercado de trabalho competitivo que está em plena adaptação? O diferencial é aquele elemento-chave que traz **destaque, diferença** e **singularidade** entre você e o outro. Num mercado de trabalho competitivo, mais competências são exigidas do profissional que quer sair na frente e, por isso, é fundamental descobrir um diferencial. Algo que seja **autêntico** e construa uma **autoridade.** Algo que faça de você uma referência enquanto profissional. Pensando nisso, reuni acontecimentos que me fizeram criar um caminho seguro para qualquer pessoa disposta a buscar o seu diferencial. Um método simples, como um passo a passo, para trazer clareza e grandes pontos de reflexão.

Talvez um dia você seja candidato a uma vaga profissional e, durante a entrevista, se depare com perguntas em que você precise demonstrar autoconhecimento. De maneira segura, deverá responder o que você quer, onde pode chegar e o quanto pode contribuir, alinhando seus valores com a cultura da empresa. O quanto você se sente preparado para enfrentar com tranquilidade e agarrar essa oportunidade? O que te diferencia dos outros concorrentes?

O que diferencia um candidato de outro no processo de avaliação é o quanto as suas escolhas estão integradas com aquilo que mais gosta e sabe fazer. O que vale é o quanto você está pronto cognitiva e emocionalmente para esse novo mercado. O mundo da atualidade já não é mais tão previsível como antigamente. Há algum tempo, praticamente toda cadeia produtiva estava baseada em formar funcionários, gerentes e gestores administrativos, concursados e/ou assalariados contratados com carteira assinada para exercer sua função baseada na troca tempo x remuneração.

Hoje em dia, devido à crescente demanda de inovação, pode-se dizer que surgem cada vez mais trabalhos que nem sempre estão conectados a esses empregos formais. São trabalhos designados por tarefas ou projetos com duração determinada e interesse pessoal da pessoa contratada. Isso significa que o prazo, a remuneração e os resultados são negociados entre o contratante e o contratado, podendo atender a diferentes demandas, áreas e necessidades. Trabalhos assim, geralmente, surgem de um ideal e estão ligados ao desenvolvimento pessoal e a um propósito. Nesse caso, não se trabalha pelo dinheiro em si, mas o dinheiro é o resultado do seu empenho.

É importante entender essas diferenças e o que combina mais com você porque, a partir daí, é possível traçar um plano de carreira que melhor se adapta aos seus interesses. Descobrir os talentos, as competências e o estilo de liderança. O principal motivador são fatores que compõem a busca de uma carreira promissora para a verdadeira realização.

Capítulo 2

O normal

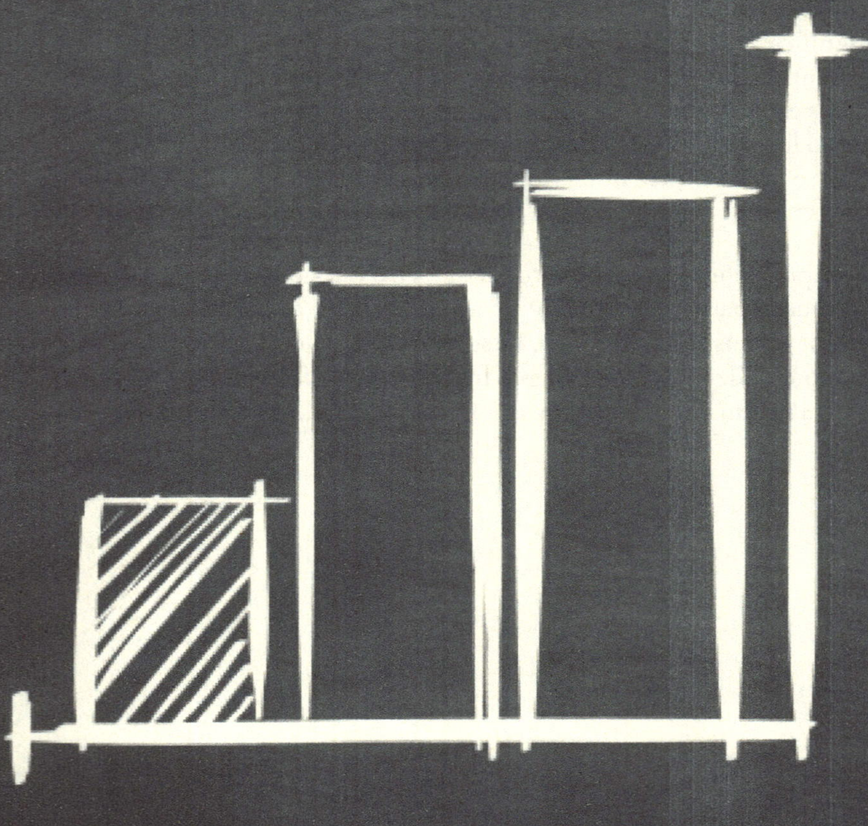

Era o ano de 1996 e antes de completar o Ensino Médio eu ainda não sabia qual era a minha vocação. Eu tinha muitos projetos a realizar e vontade de vencer, mas não fazia ideia por onde começar. Nessa época, o caminho mais seguro era o que todos seguiam. O normal era seguir a regra de buscar estabilidade e acumular recursos para o fim da vida. No entanto, eu nunca me conformei com isso. Eu não queria ser aquela pessoa que fica deprimida nos domingos à noite, ao ouvir a música de abertura do *Fantástico*, e odeia as segundas-feiras porque o seu trabalho não é legal.

Meninas da minha idade, comumente, passavam por alguma orientação ou curso de Etiqueta Social. Sobretudo, adolescentes como eu, que andavam com a cara lavada, de bermuda ciclista, camisetão, tênis e mochila pendurada nos ombros. Eu pertencia a uma equipe de natação desde os meus 12 anos. Havia sido convidada pelo treinador quando participei, sem pretensão alguma de obter grandes resultados, de um campeonato interno da escola onde eu praticava o esporte. Venci, como aspirante, e passei a integrar o grupo seleto de atletas.

Por alguns anos, a minha rotina se resumia a ir ao colégio pela manhã e treinar à tarde. Eu nadava cerca de sete mil metros por dia e competia aos fins de semana nos clubes da cidade. De tempo em tempos, a Federação de Desportos Aquáticos promovia campeonatos regionais e estaduais. Eu procurava estar inscrita em todas as competições que contemplavam as minhas modalidades preferidas, entre elas 200 metros de nado costas ou provas que exigiam maior resistência como a de 1.500 metros de nado livre, embora a palavra final fosse sempre do treinador.

A equipe, devidamente uniformizada com um conjunto de agasalho azul-marinho com listras coloridas nas laterais e o nome bordado no peito junto ao emblema da escola, destacava-se entre os outros participantes. O time de natação fretava um ônibus, que nos carregava pelo interior do Paraná, na expectativa de trazer medalhas representadas por seus "Talentos".

O ápice da minha jornada de atleta foi quando cheguei ao Campeonato Sul-Brasileiro de Natação. Em equipe, viajamos para Blumenau, interior de Santa Catarina, onde aconteceriam as provas. Eu sabia lidar com as derrotas, mas não com o nervosismo. No dia da competição eu estava apavorada. Nunca tinha chegado tão longe e estar ali era extremamente desafiador. Sentia tonturas, estômago embolado, tremedeira, tudo o que o excesso de adrenalina na corrente sanguínea provoca no corpo humano.

Meu instinto dizia, por meio das reações do meu corpo, para fugir dali e sumir para sempre, enquanto a minha razão implorava para eu me concentrar na prova, respirar fundo e encarar o desafio com coragem. A cada segundo que passava parecia uma hora perdida na eternidade. O som do apito indicava o momento em que os juízes estavam prontos e convocava as nadadoras para se posicionarem. A minha colocação não era das melhores e, por isso, minha marcação era próxima da borda lateral da piscina de 50 metros.

Eu estava fisicamente preparada, pois treinava sem folga e sem moleza. No entanto, eu não tinha nenhum controle emocional. Naquele dia, a emoção de estar em um evento esportivo importante e a minha ansiedade de obter o melhor resultado me fizeram queimar a largada e ser definitivamente desclassificada daquele campeonato. Não me lembro muito bem como eu lidei com isso depois e acredito que fui perdendo o interesse pelo esporte aos poucos.

Mas voltando ao curso de Etiqueta Social, eram aulas para aprimorar a imagem pessoal, aprender a ter postura elegante em cerimônias de alto estilo; usar três pratos, treze talheres e quatro copos numa única refeição com guardanapo no colo; andar de salto fino com sete centímetros e usar maquiagem adequadamente; coisas dessa natureza. Nesse curso, com incentivo e motivação, reconheci que eu atendia os requisitos para ser modelo profissional. Moça alta e magra, com um porte europeu e agora com uma postura elegante e autoconfiante; aceitei a proposta de agentes bem colocados no mercado para trocar os estudos por viagens internacionais. Não era exatamente o que eu buscava, mas a oportunidade de conhecer o mundo era boa demais para ser verdade. Em menos de seis meses, eu já morava em Paris.

Em meados dos anos 90, a mídia festejava a televisão paga, os avanços da internet discada e a abertura do mercado das telecomunicações com novos serviços. Mas ainda era tudo muito precário e inacessível. Sem *Uber, Google Maps* e *Google Tradutor,* desembarquei no Aeroporto Internacional Charles de Gaulle. Depois de horas de ansiedade e entusiasmo vividas dentro da aeronave que me levava à França, a capital francesa seria minha nova casa pelos próximos meses. Eu estava sozinha, mal falava inglês e tampouco francês. Carregava alguns dicionários de bolso, com frases prontas traduzidas, e um discman portátil CD *Sony Compact Player D-145.*

A agência europeia, que intermediou meu contrato com a agência brasileira, disponibilizou-me algum recurso e um apartamento. Era uma quitinete na *Rue de L'Université,* aos pés da Torre Eiffel, a qual eu dividiria com uma moça canadense, que chegaria na semana seguinte. No desembarque, às 22h aproximadamente no horário local, um motorista me aguardava. Ele me levou até a minha nova residência e se despediu com um endereço em mãos, para que eu me apresentasse às 10h da manhã seguinte. Simples assim.

Sair da zona de conforto, aprender a me adaptar e tomar decisões rápidas é um conjunto de habilidades que precisei desenvolver cedo. Não existiam *smartphones,* nem *WhatsApp*, nem aplicativos de videoconferência. Isso significava que minhas ligações telefônicas para o Brasil seriam rápidas, de madrugada e, ainda assim, caríssimas. E eu precisava de um mapa da cidade para começar a me virar.

Acordei mais cedo que o normal no dia seguinte e resolvi dar uma volta no quarteirão. Era o mínimo que eu podia fazer para descobrir onde eu poderia comprar comida e coisas básicas de sobrevivência. Logo vi um pequeno mercado, também uma *boulangerie* e uma lojinha de *souvenirs*, na qual decidi entrar. Para minha sorte, entre as bugigangas da vitrine, encontrei um Guia de Ruas. O local que eu devia estar, na hora determinada naquele papel, ficava fora da cidade, às margens da capital.

De volta ao apartamento, estendi a planta cartográfica sobre a cama e estudei cada rota possível. Em seguida, saí curiosa, desfrutando da paisagem metropolitana e histórica. Em cada praça, igreja e bistrô que eu cruzava, a cada ponte que eu atravessava, um milhão de coisas passavam pela minha mente. Por mais desafiador que pudesse ser, eu estava vivendo um sonho chamado Paris. Exatamente às 9h45 daquele dia, depois de comprar um *croissant au chocolat* e uma baguete, que estavam numa vitrine de pães franceses perfeitos e perfumados, e pegar três metrôs e um ônibus, eu finalmente chegava ao meu destino!

O fato de eu não conseguir me comunicar direito acabou me favorecendo. A agência me matriculou em um Instituto de Língua Francesa para estrangeiros e, a partir de então, passei a ter aulas regulares praticamente todas as manhãs, das 9h ao meio-dia. O meu tempo livre era dedicado à leitura, quando conseguia livros traduzidos para o português de Portugal. Também aproveitava os finais de semana para visitar os pontos turísticos. Facilmente, eu me misturava às excursões de turistas alemães dentro dos museus, para conhecer e chegar às obras de maior relevância.

Entre desfiles de moda e ensaios fotográficos para catálogos de lojas de departamento, passei pelo Chile, pela Itália e pelo Japão, numa aventura *fashion* que durou quatro anos. Cada país era um novo desafio cultural e uma nova oportunidade de adaptação e recomeço. Uma nova língua, uma nova colega de apartamento, um novo cardápio, uma nova estação climática e muitos lugares para visitar.

Os avanços tecnológicos daquele período ainda não eram muito notáveis no meu dia a dia. Nada que se compare aos dias de hoje, em que vivemos muito conectados. No entanto, a época traz um fato marcante conhecido como *Bug do Milênio*. Na chegada dos anos 2000, a economia e o mercado de trabalho estavam, aos poucos, reestruturando-se com os ajustes do Plano Real. Houve uma reforma no sistema financeiro que contribuiu para a expansão do crédito e um cenário externo mais favorável.

Nesse contexto, um "desastre" fora anunciado: no dia 1° de janeiro de 2000, à meia-noite, haveria um apagão. Os aviões iriam cair, as usinas de energia seriam interrompidas, os bancos entrariam em colapso, os mísseis nucleares explodiriam e tudo que estivesse sujeito a um sistema de computador teria problemas. Videocassetes, micro-ondas, robôs de fábrica, marcapassos, sinais de trânsito, aparelhos de fax e telefônicos, portões eletrônicos, elevadores, bombas de gasolina, cartões bancários; tudo que tivesse um chip, que processasse informações ligadas ao tempo, estaria condenado. No entanto, contrariando todas as expectativas, nada de extraordinário aconteceu naquele *Réveillon* e as coisas seguiram o seu curso normalmente.

Eu pude viver uma grande experiência de vida que não estava nos planos pelos quais fui ensinada a viver, pois as viagens internacionais que tive o privilégio de realizar abriram as portas da maturidade e me tiraram totalmente da zona de conforto. Apesar de toda coragem e disposição em enfrentar o que fosse necessário, eu era muito jovem e ainda não tinha desenvolvido a minha inteligência emocional. Acredito que, em algum momento, isso me fez sentir uma certa culpa por não ter terminado a formação básica escolar.

Por outro lado, esse "tempo" foi um alívio, já que escolher uma profissão ainda era um dilema. Na minha visão, eu não me encaixava em nada. Quando finalmente tomei a decisão de entrar em uma universidade, em seis meses eu tirei o atraso, finalizei meus estudos do Ensino Médio, inscrevi-me num cursinho e passei no vestibular. Quatro anos mais tarde, em 2005, eu me formava em Comunicação Social como Jornalista.

Capítulo 3

Comunicação: O impacto nas relaçõe

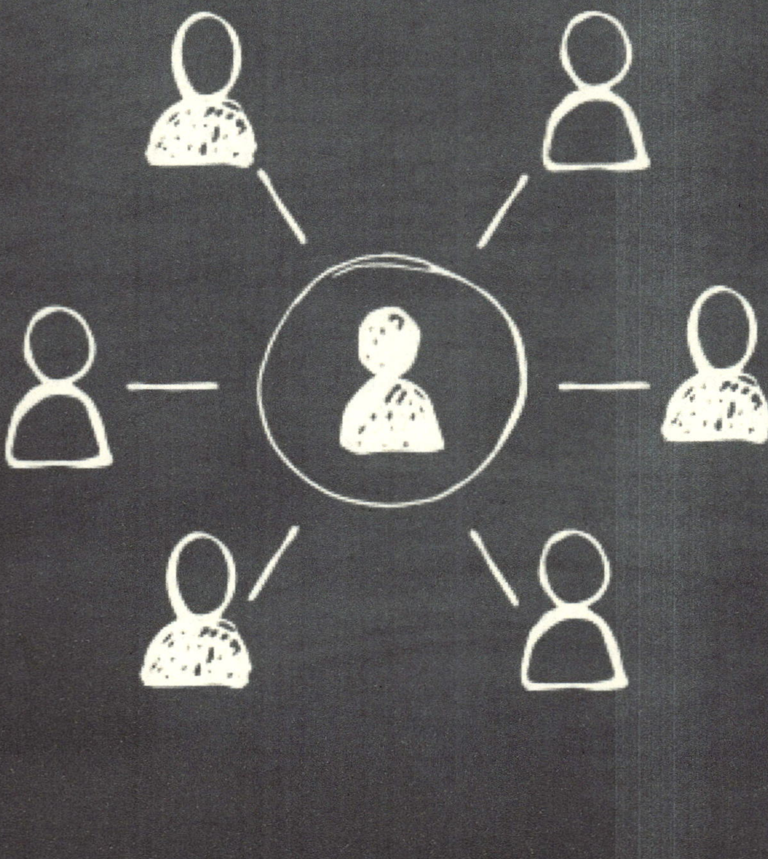

Pode-se dizer que, desde que os europeus chegaram ao que conhecemos por território brasileiro, nosso país está inserido no processo de Globalização. Entretanto, o consenso é que, somente a partir dos anos 90, esse processo passou a ter um impacto nas relações. A expansão dos serviços de telecomunicações, de transporte e de investimentos, em escala planetária, foram os fatores decisivos para a distribuição dos aparatos tecnológicos. Os *smartphones*, por exemplo, cresceram de forma exponencial. No Brasil, em 2015, cerca de 77% das pessoas tinham *smartphones*. Esse número foi para 80% no ano seguinte, 87% em 2017, chegando a 92% em 2018.

Quase todo mundo tem um. É ferramenta de trabalho, de pesquisa, de agenda, de conexão e é plataforma de entretenimento. Em alguns momentos, aproxima-nos das pessoas e, às vezes, também nos afasta. Podemos nos conectar, quase que instantaneamente, com alguém que esteja do outro lado do mundo, em forma de mensagem de texto, de imagem ou de videoconferência, através de um aplicativo gratuito. Pode tomar horas do nosso dia, fortalecendo as discussões sobre os prejuízos e as consequências derivados desse comportamento. Mas a realidade é que esses aparelhinhos já são parte da nossa vida indiscutivelmente.

De certa forma, a informação tornou-se mais acessível e democrática. Hoje, qualquer pessoa produz conteúdos de informação. É premissa básica para aqueles que ingressam na esfera digital, para criar parcerias e fazer negócios. Esse novo estilo de vida desenhou uma nova cultura na criação e na divulgação da informação. Na faculdade de Comunicação Social, eu aprendi a viver e a desenvolver o conteúdo da notícia. Enquanto jornalista, precisava encontrar os fatos, as fontes e repassar com o máximo de imparcialidade.

A prática jornalística vem sendo adaptada a esse contexto. A começar pela interatividade e a participação da audiência. Antigamente, não era tão simples ver a opinião pública exposta numa sessão de comentários, pois, ainda assim, passaria pelo filtro de um editor. Em uma publicação atual é possível validar, discordar e até opinar sobre o fato que está sendo noticiado. Tanto os profissionais da comunicação como os cursos de ensino deste ofício já sentiram os efeitos e a necessidade de se adequar ao novo contexto. Trabalham em redações híbridas e produzem conteúdos, simultaneamente, para diferentes canais de comunicação (rádio, televisão, *web*, revista, *blogs*), em diversas plataformas.

Viver informado nos faz enxergar um mundo de oportunidades, mas tem o seu preço. Algumas informações que buscamos ou recebemos são ótimas, porque contribuem para nosso crescimento pessoal e profissional, instruem-nos e agem positivamente. Outras nem tanto, gerando sentimentos negativos e reforçando um estado de estagnação. O que você vê nas redes sociais, na TV ou escuta no rádio traz qual qualidade de informações para você? E, a partir daí, como você se sente?

O que pensamos cria memórias que geram sentimentos. Esses sentimentos, bons ou ruins, alimentam nossas crenças e o modo como enxergamos o mundo. Ao ouvir e assistir sobre violência, doenças, desgraças, o que é bastante recorrente nos programas de notícias, por exemplo, muito possivelmente você vai criar pensamentos pessimistas. Por consequência, você pode passar a sentir medo e acreditar que não há no mundo um lugar seguro. Esse processo está a um passo da aceitação de que a depressão é algo normal e que é melhor se acostumar a viver assim.

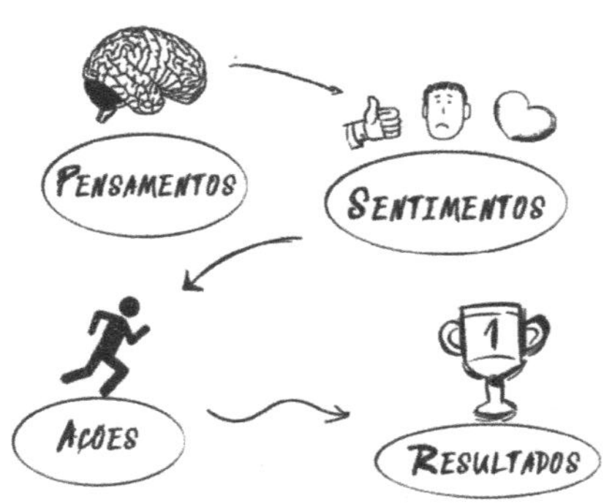

As informações que chegam até você não se resumem às notícias veiculada nas mídias. Elas vêm através das estruturas sociais que são compostas por pessoas ou organizações que partilham valores, ideias e objetivos comuns. Todo estímulo é uma informação que chega até o cérebro (sinapses neurais), através de canais perceptivos (cinco sentidos) que muitas vezes escapam à consciência. Dessa maneira, os ambientes que você frequenta e as pessoas com quem você se relaciona também trazem algum tipo de influência na qualidade dos seus pensamentos, seus sentimentos e suas crenças. A crença nos aproxima do que combina com ela. É um processo que ocorre por meio da comunicação, pela presença frequente e pela intensidade emocional.

Nicholas A. Christakis[7], cientista social de Harvard, e James H. Fowler, da Universidade da Califórnia, são os precursores da teoria do **Contágio Social**. Os pesquisadores norte-americanos realizaram um estudo por meio de questionários durante 32 anos, o qual comprova que os sentimentos de uma pessoa se transferem para outra. Ou seja, quem está em contato direto com uma pessoa feliz, aumenta em 15% a sua felicidade. O contato indireto com alguém feliz (amigo do amigo) faz o indivíduo se sentir 10% mais feliz.

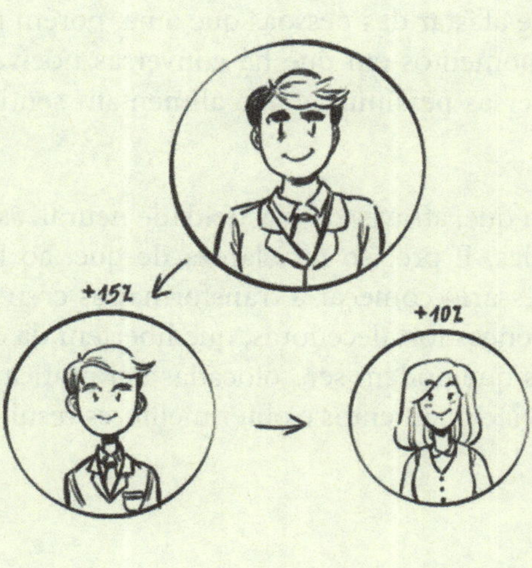

7 CHRISTAKIS, Nicholas; FOWLER, James. **O poder das conexões.** Rio de Janeiro: Editora Campus-Elsevier, 2009. p. 336

O processo se dá por uma mímica inconsciente, durante a qual, sutilmente, copiamos os sinais não verbais uns dos outros. Inicia-se com postura, expressões faciais e movimentos, até que emoções e comportamentos estejam sincronizados. O resultado desse estudo aponta que esse contágio acontece até o 4° grau, o que significa que o amigo do amigo do seu amigo o influencia para o bem ou para o mal. Por exemplo, a influência da obesidade em 1° grau é de 18%. Em 2° grau é de 12%, em 3°grau é de 8% e em 4° grau, de 5%.

Quando temos a consciência da qualidade dos estímulos que estamos absorvendo de forma passiva, alimentando nossos sentimentos e fortalecendo nossas crenças, podemos gerenciar aquilo que queremos receber ou não. Não é tarefa fácil e demanda uma decisão: querer mudar. Querer não ouvir inúmeras vezes aquela notícia ruim, uma fofoca ou uma crítica sobre o outro.

É comum, embora bastante desafiador, reconhecer que, às vezes, as pessoas que nos prejudicam são aquelas que mais amamos – familiares, cônjuge ou amigos muito próximos. No entanto, se você busca o desenvolvimento pessoal é necessário aprender a gerir. Isso significa gerenciar os relacionamentos com espacialidade e temporalidade. Ninguém deve se afastar das pessoas que ama, porém precisa perceber e gerenciar os momentos em que há conversas nocivas, lamentações, vitimismo, conversas pessimistas que alimentam sentimento de culpa e fracasso.

A ciência mostra que, através da plasticidade neural, as crenças podem ser reprogramadas. É preciso ter clareza de que, ao buscar por uma mudança, é necessário começar a transformar as crenças destrutivas e limitantes em crenças fortalecedoras, que libertem da estagnação. Veja algumas atitudes que podem ser colocadas em prática para começar a modificar seus relacionamentos e obter melhores resultados:

• **Passar a buscar conhecimento com quem já tem, com quem realiza e tem sucesso é a primeira chave para a mudança;**

• **Estar rodeado de pessoas que buscam o desenvolvimento pessoal e profissional;**

• **Conviver com pessoas que queiram crescer cada vez mais e desejam contribuir sempre que podem;**

• **Buscar conselhos de pessoas que já alcançaram aquilo que você quer alcançar. Pessoas que poderão mentorear e dar orientação de valor;**

• **Fazer conexões inteligentes, cultivar bons relacionamentos e *network*. Escutar e aprender, pois impactar as pessoas e saber conectar-se com elas são importantes pontos para desenvolver.**

Existem dois processos de formação de crenças: a **Matriz Passiva,** que ocorre inconscientemente e o indivíduo, mesmo sem querer, vai recebendo as informações externas; e a **Matriz Ativa,** que envolve a consciência de que é preciso mudar e gerar novos pensamentos e comportamentos para prover resultados diferentes.

Aprendendo a comunicar para obter resultados mais assertivos

Já parou para pensar que a comunicação é como uma chave que abre qualquer porta? Assim como a má comunicação pode ser a razão dos seus problemas nos negócios ou nos relacionamentos. Isso acontece porque a palavra tem poder. Ela pode ferir ou curar. Pode trazer esperança, salvar ou destruir uma vida. É digno de arrependimento quando falamos algo errado na hora errada.

Eu já deixei de fazer uma venda, de fechar um contrato por causa da minha comunicação. Já entrei em discussões desnecessárias porque não fui clara. Tentei convencer e a pessoa não entendeu nada do que eu queria dizer. Já magoei pessoas que eu amo por falar mais do que eu devia. Já deixei de conquistar alguns objetivos só porque eu não me comuniquei direito. Entre tantos impactos que a comunicação tem nos relacionamentos, não é à toa que foi eleita no ranking do LinkedIn como a habilidade mais requisitada pelos recrutadores do mercado de trabalho.

Acredito que boa parte desses problemas teriam sido evitados se eu tivesse prestado atenção aos ***feedbacks,*** pois eles são a base de todas as relações interpessoais. Hoje me pego pensando quantas vezes eu fui incapaz de percebê-los. Eu os refutei, ignorei-os e os impedi que chegassem até mim, por meio de uma validação ou de um apontamento corretivo apropriado. Aprender a receber e aceitar *feedbacks* é importante em um processo de mudança. Na jornada de trabalho, é fundamental estar atento aos *feedbacks*, sobretudo se você realizar um trabalho em grupo ou estiver à frente de uma equipe. É uma comunicação que gera respeito, compreensão e confiança.

Com uma métrica simples é possível aumentar a performance e manter relacionamentos de qualidade. Marcial Francisco Losada[8] é psicólogo, PhD na Universidade de Michigan, e realizou um trabalho científico conhecido por **Linha de Losada.** A ferramenta consiste em medir as interações entre as pessoas por meio de *feedbacks*. Essas interações não precisam limitar-se a palavras, mas podem e devem incluir expressões e gestos. Quando positivas, podem ser um elogio formal, um tapinha nas costas, um sorriso ou cartas que sejam reconhecidas como um fato positivo por quem as recebeu. Se negativas, podemos citar uma reprimenda verbal, um *feedback* mais duro, um gesto crítico, um olhar decepcionado ou indiferença. No modelo matemático, Losada concluiu que é eficaz manter três interações positivas para uma negativa. Seis a oito validações elevam ainda mais a *performance* do indivíduo. Porém, acima disso, o desempenho também passa a diminuir.

---

8 VIEIRA, Paulo. **O poder da ação.** São Paulo: Editora Gente, 2015. p. 256.

Seja no trabalho ou em casa, ideias são ignoradas não porque sejam ruins, mas porque são comunicadas sem eficiência. E a maneira como você se expressa também comunica, porque todo comportamento é comunicação. Isso impacta toda a sua realidade. Contudo, se você acha que tem problemas com a sua comunicação, a boa notícia é que existem ferramentas que podem te ajudar. Além de dar e de receber *feedbacks,* outros pequenos exercícios diários, incorporados à sua rotina, podem alterar a sua forma de pensar, mudar seu comportamento e, consequentemente, a sua comunicação.

Muitos pesquisadores e cientistas do mundo comprovam a eficácia da **comunicação não verbal.** Segundo o pesquisador francês Guillaume Duchenne[9], um sorriso forçado, aquele que você dá mesmo sem estar com vontade de sorrir, é uma expressão que produz de cinco a dez vezes mais serotonina (hormônio associado à felicidade) do que com o rosto em contração normal. Amy Cuddy[10] é pesquisadora, professora e palestrante de Harvard e defende teorias da relação entre linguagem corporal, influência e sucesso. Robert. A. Emmons[11], professor da Universidade da Califórnia, é um dos acadêmicos mais relevantes do movimento da Psicologia Positiva, com estudos sobre o efeito da gratidão. Sua pesquisa revela que as pessoas que comunicam a gratidão possuem emoções mais positivas, gerando impacto no bem-estar psicológico e físico.

Segundo esses estudos, para cada postura ou comunicação não verbal, o corpo humano produz uma combinação de compostos químicos específicos, que são as moléculas de emoção (MDEs). Essas cadeias de aminoácidos proteicos (neuropeptídios) são fabricadas na região do cérebro que controla o sistema endócrino, no hipotálamo. Ao reproduzir um padrão de comportamento (pessoas tristes com ombros baixos, pessoas felizes com a cabeça erguida, pessoas gritando com raiva), o cérebro desse indivíduo obedecerá a essa comunicação e produzirá

---

9 DUCHENNE, Guillaume. Bologne-sur-Mer 17/09/1806 - Paris 15/09/1875. Médico neurologista francês a quem ficou associado o seu contributo sobre os efeitos da eletricidade no ser humano.
10 CUDDY, Amy. **O poder da presença.** Tradução Ivo Korytowski. Rio de Janeiro: Editora Sextante, 2016. p. 256.
11 EMMONS, Robert. **Agradeça e seja feliz!**. Tradução Maria Clara de Biase Wyzomirska. Rio de Janeiro: Editora Best Seller, 2009. p. 286.

compostos químicos como o cortisol (associado ao estresse), adrenalina (associado ao perigo), serotonina (associado à felicidade e ao prazer), endorfina (associado ao bem-estar e alegria), ocitocina (associado ao amor), entre outros.

Os exercícios linguísticos propostos pelos cientistas para mudar o padrão comportamental precisam ser realizados a partir de uma ação consciente para que tenham o impacto desejado. Devem ser feitos de forma repetida ao longo do tempo (poucos minutos durante algumas semanas) e sob forte impacto emocional (usar o corpo de forma exagerada para executá-los). Por exemplo, ficar por dois minutos em uma postura de poder como a da Mulher Maravilha, com ombros abertos, cabeça apontando para o horizonte, mãos fechadas na cintura e pernas levemente entreabertas, eleva o nível de testosterona em 20% e reduz em 15% o nível de cortisol. Veja alguns outros exercícios:

- **Praticar, diariamente, abraços de 40 segundos em pessoas importantes com quem se tenha verdadeiros laços de afeto;**

- **Elogiar as pessoas com um sorriso no rosto. Olhar nos olhos;**

- **Dar brados de alegria manifestando vitória e conquista. Celebrar;**

- **Mudar o estado de consciência e a frequência cerebral para o relaxamento e a concentração meditativa através de respirações profundas.**

Já pensou o que você, de fato, está comunicando hoje? Incluindo suas ações, seu comportamento, sua postura, o tom da sua voz e até o que você veste. Tendo em vista que tudo gira em torno de uma boa comunicação, você deve investir numa comunicação mais assertiva, porque ela pode abrir muitas portas na sua vida. Fará diferença em situações em que se precisa controlar as reações, como o medo e a ansiedade; no momento de um processo seletivo, por exemplo; ou ainda em apresentações para fechar negócios. Para isso, é preciso levar em conta três elementos fundamentais: **palavras, gestos** e **tom da voz.**

É por meio dessa tríade que as pessoas recebem a nossa comunicação e, a partir do momento em que temos essa compreensão, podemos aprimorá-la. Cerca de 7% do que expressamos, as pessoas compreendem pelas palavras. Aproximadamente 38% da compreensão se dá pelo tom da voz e 55% da mensagem é captada pela comunicação não verbal. Ou seja, a nossa imagem e os nossos gestos chegam na frente. Mais importante **do que** falamos é **como** falamos.

A primeira impressão é a que fica. É como se todos nós fizéssemos uma promessa silenciosa quando chegamos em algum lugar e nos apresentamos. O outro talvez ainda não te conheça, mas está avaliando a sua embalagem (imagem). O contato visual é um dos canais mais importantes da comunicação, pois demonstram superioridade, hostilidade, firmeza ou afeto. Os gestos, por sua vez, dominam a cena. Podem representar poder, insegurança, desleixo, liderança, descaso, entre tantos outros atributos.

O cuidado com o vocabulário demonstra autoridade e segurança. Vícios de linguagem roubam a atenção da mensagem que você quer expressar e a solução é estar atento e preparado. Eles aparecem, principalmente, junto ao nervosismo e ao excesso de adrenalina. O tom da voz traz ritmo e destaque às partes mais importantes da mensagem. As variações na altura, intensidade e velocidade da voz retém o interesse do ouvinte. Os nossos sentidos são as portas da percepção, pois da mesma forma que utilizamos os sentidos para captar experiências, os utilizamos também para estruturar a aprendizagem, o pensamento e a comunicação. As maneiras como assimilamos e armazenamos a informação no nosso cérebro é através da **visão,** da **audição** e da **sinestesia.** Cada indivíduo pode ter um canal de aprendizagem predominante.

Imagine um rapaz que tenha seu canal de aprendizagem sinestésico mais desenvolvido. Ele vai ao shopping comprar um tênis. Para ele, esse calçado precisa ser confortável, macio e gostoso de usar. Ao chegar na loja, ele conta ao atendente o que espera encontrar. O vendedor, por sua vez, que possui um canal visual predominante, não se atém às informações que recebeu do cliente e lhe traz meia dúzia de pares atendendo seus próprios critérios: o tênis mais bonito, o mais colorido, o que tem o melhor acabamento e acaba não realizando a venda. Um tem uma linguagem mais sinestésica e outro uma linguagem mais visual, ou seja, ambos estão falando linguagens diferentes.

As pessoas que têm o canal de aprendizagem sinestésico predominante possuem habilidades para perceber e diferenciar os estímulos recebidos pelo movimento corporal. Aprendem fazendo e entendem o conteúdo através da prática por envolvimento direto. Aqueles que têm o canal da visão mais desenvolvido possuem memória fotográfica e habilidades para perceber e diferenciar os estímulos recebidos visualmente. Aprendem através de vídeos, slides, gráficos, ilustrações e textos. E ainda há os que possuem o canal de aprendizagem auditivo mais aguçado. Essas pessoas percebem e diferenciam os estímulos recebidos pela linguagem falada, sons e ruídos. Aprendem por instruções verbais, áudios e *podcasts.*

Para alinhar o que comunicamos hoje com o que queremos viver no futuro é imprescindível passarmos pelo autoconhecimento. Quanto mais sabemos quem somos e quais as nossas capacidades, mais conseguimos enxergar com clareza onde podemos chegar e quais resultados queremos alcançar. Quando eu saí da faculdade eu não sabia nada disso. A minha mente transbordava conhecimento técnico, embora tivesse tido muitas aulas práticas, sobretudo nos últimos anos do curso.

A rotina acadêmica era de muita teoria, aulas e livros no início, para depois mergulharmos nos laboratórios e procurar entender, por meio de um ambiente seguro, como deveria ser na vida real. Tive muitas aulas que me despertavam a curiosidade, como, por exemplo, as de Fotojornalismo, onde aprendi sobre a *Regra dos Terços* e a manipular câmeras manuais com rolos de filme, para revelar em papel fotográfico no laboratório escuro com cheiro de química.

Naquela época, os jornais impressos ainda estavam em alta. Na nossa redação simulada, os alunos eram divididos em equipes para produzir matérias, editar e cuidar da diagramação. O laboratório contava com inúmeros computadores dispostos em mesas coletivas. Mas, às vezes, por conta do prazo de entrega, tínhamos que finalizar os artigos em uma *LanHouse.* Comumente, achávamos um *pendrive* perdido. Era uma época de transição. Algumas máquinas nem possuíam conexão para este tipo de tecnologia. Os *pendrives,* dispositivo de armazenamento móvel que permite a conexão com um computador através de entrada USB, traziam com certo alívio à missão de fazer backup dos nossos trabalhos e resgatar os dados incompletos que o antigo disquete tinha deixado de herança.

Os navegadores de internet integrados aos telefones portáteis eram bem precários e quase não existiam funções multimídia nos aparelhos, além de reprodução de MP3 e câmeras muito inferiores às atuais. As pessoas também estavam migrando do *Orkut* para o *Facebook,* preocupadas em acessar o *MSN Messenger* e jogar *Snake* nos intervalos. Em 2005, as fotografias eram feitas, na maior parte do tempo, por câmeras digitais compactas com resolução de 3 megapixels, como a *Sony CyberShot,* com 32MB de memória interna. Mas luxo mesmo eram os *MP3 Players,* mais baratos que os *iPods* e mais portáteis que os *CD Players.*

As aulas de Radiojornalismo não eram muito a minha praia, embora tivéssemos à disposição um estúdio com paredes acústicas para experenciar a prática de uma programação de rádio. Na realidade, sempre tive uma preferência pela televisão. Isso se confirmou quando precisei trabalhar em um documentário. Eu me realizava em escrever o roteiro, encontrar os personagens, filmar a história e passar horas ou dias na ilha de edição. Tinha uma dezena de CDs gravados com músicas que incorporavam o estilo da minha produção. Ainda que fosse motivo de muito orgulho, o resultado obviamente ficava muito aquém dos documentários dispostos nas prateleiras da Blockbuster, sujeitos a multas caso a fita não estivesse rebobinada na entrega.

Segui investindo minhas habilidades na televisão. O trabalho de conclusão de curso era opcional, podíamos escolher entre escrever uma monografia, defendendo uma tese, ou criar um projeto e executá-lo na prática. Sem sombra de dúvidas, bolei um programa televisivo sobre o cinema regional. Gravado em fitas cassetes, dividi em blocos com entrevistas e trechos de um filme que elegi para o meu programa piloto. Sob uma perspectiva inovadora, eu mesma apresentava e contava com convidados na intenção de divulgar filmes de um diretor local. Foi um sucesso diante da banca examinadora que me aprovou com 9.8 na nota final.

Na hora de escolher uma área para fazer o estágio, não pude deixar passar a oportunidade de ir para a TV. A estrutura das programações televisivas sempre me encantou. Quando assistia à televisão, ficava analisando e imaginando como eram os bastidores, como o esqueleto dos programas era montado, as passagens, as inserções dos comerciais, as chamadas persuasivas das manchetes e os *pitchs* de vendas. Eu assistia a noticiários na televisão para ver mais a técnica do que a notícia.

Nesse período, eu aprendi rápido que a redação de um jornal não é para amadores. Eu chegava na emissora logo após o horário de almoço e seguia até o Jornal da Noite entrar no ar. Eu tinha um computador e um telefone fixo, numa mesa ao lado de outros editores. Minha função era organizar, diariamente, uma porção de papelada e fitas de vídeo que vinham da rua com os repórteres do turno da manhã. Lembro-me de passar as tardes fazendo chamadas *headlines* para as matérias do dia, pendurada no telefone para certificar as fontes e a veracidade dos fatos das pautas do dia seguinte. Ficava de olho no quadro branco do editor-chefe, escrito a mão com caneta *Pilot,* a ordem das reportagens que entrariam ao vivo no *Jornal da Noite.*

Entre um imprevisto e outro, o repórter chegava minutos antes de começar o noticiário e eu corria na ilha de edição para cortar as falas e inserir os CGs (abreviatura de Gerador de Caracteres) na legenda das imagens dos entrevistados. A apresentadora nessas alturas já estava maquiada e muito bem preparada para dar o boa noite que antecede as manchetes principais. A equipe era formada pelo diretor, dois *cameramen* posicionados estrategicamente e o rapaz da mesa de som e da mesa de edição. Eu sabia quando o jornal tinha começado ao ouvir a vinheta tocar. Não demorava muito para alguém bater na porta da ilha de edição e me avisar que a matéria, que ainda não estava pronta, seria a primeira a entrar logo no início do terceiro bloco. Com uma mistura de pânico e de alívio eu pensava "Ufa! Vai dar tempo!".

Ser ágil e impecável no trabalho que me era destinado a fazer não me assustava. Porém, a responsabilidade de entregar notícias ruins, como desgraças, episódios de violência, fatalidades e, às vezes, matérias pagas que, carinhosamente, eram apelidadas de NQM (nem que morra precisa ir ao ar), incomodava-me. A experiência enquanto estagiária na TV me fez refletir que eu não estava pronta para enfrentar a realidade.

Eu sempre soube do poder do jornalista - relatar as informações, cobrir os fatos e impactar com a verdade. No entanto, eu sonhava mesmo era com o lado romântico da profissão. Eu ficava encantada com livros-reportagem que mostravam biografias, os bastidores da política ou relatos de culturas exóticas, como as reportagens da *National Geographic* e da Glória Maria no quadro do Fantástico. Eu queria fazer o bem, poder ajudar através da informação e contribuir socialmente, mas não estava enxergando maneiras de desengessar o sistema.

Passar por outro processo seletivo e concluir outra graduação estava fora de cogitação, afinal eu já estava "atrasada" para entrar no mercado de trabalho. Aqueles anos que passei viajando agora me faziam falta. E eu precisava encontrar a profissão certa, logo. Então, pensei que um curso de pós-graduação levaria menos tempo e me colocaria na área que eu desejava. Eu me inscrevi em *Gestão de Projetos Sociais e Políticas Públicas* e fui aprovada. Uma jornalista em um curso de Assistência Social causou uma certa estranheza nas minhas colegas de classe, mas logo me enturmei e aprendi com a experiência delas como desenvolver projetos sociais.

Nessa época, consegui, em parceria com uma instituição, escrever e implantar um projeto de artesanato com um grupo de mulheres vulneráveis socialmente. Acabei coordenando os trabalhos por três anos de graça. Embora fosse desgastante e sem retorno financeiro, a experiência me proporcionou conhecer uma outra realidade, muito distante da minha, e obter resultados práticos jamais alcançados. Contudo, eu ainda estava fora do mercado de trabalho e acreditava que todo conhecimento que eu tinha não era o suficiente.

Eu praticava Meditação e Yoga nessa época e entendi que podia ajudar as pessoas a se conectarem com elas mesma através dessa filosofia.

Era também uma maneira de ganhar algum dinheiro fazendo o que eu gostava. Fiz um curso de formação, em um *Ashram* (lugar próprio para praticar yoga e meditação), incorporei um estilo de vida adequado e comecei a dar aulas de *Kundalini Yoga.* Estava tão envolvida com a rotina e a metodologia da escola que acabei me tornando gestora administrativa.

Criei o hábito de me levantar todos os dias às 4h30 da manhã para ler o *Japji Sahib,* uma oração *Sikh,* entoada em cânticos em Gurmukhi (idioma usado principalmente por seguidores do Sikhismo na Índia para escrever a língua Punjabi, natural no norte do país e regiões de divisa com o Paquistão). O ritual, que levava 30 ou 40 minutos, precedia uma série de exercícios corporais conhecidos como *Kriyas,* que me conduzia ao processo de meditação final. Às 7 horas, estava pronta para receber os alunos e dirigir a primeira aula do dia.

Nos feriados anuais, reuníamo-nos com a comunidade yogue para um Retiro de Silêncio, conhecido como *Akhand Path* na cultura indiana. Os encontros consistiam na prática comum de recitação contínua de textos sagrados, onde todos participam da leitura (fazendo tradução simultânea do inglês ou espanhol) em turnos. Os mantras eram entoados por 24 horas, durante três ou quatro dias consecutivos. A regra era apenas estar ali e ouvir, meditar na Palavra em absoluto silêncio de conversas.

Quando assumi a administração, gerir não era a minha área. Aprendi na prática como funciona uma empresa. Conheci sobre planilhas financeiras, como contratar e demitir funcionários, fazer reuniões, resolver questões com alunos e com os profissionais que alugavam as salas de atendimento. Atentava às demandas da cantina. Organizava os workshops e cursos. Depois de alguns anos, alcancei o limite das possibilidades em poder contribuir com a empresa e ao mesmo tempo crescer. Acabei deixando a sociedade e me vi pronta para abrir meu próprio negócio.

Um dia, após voltar de um aniversário muito glamoroso, a minha mãe me sugeriu uma ideia: venda doces! Eu havia de fato aprendido a cozinhar muito cedo, motivada pelas condições de independência que passei. Almoços de família e festas de fim de ano clamam por uma sobremesa especial, as quais eu reproduzia sem muitas dificuldades. Meu repertório era composto por receitas tradicionais e caseiras, mas nada que fosse muito sofisticado. Nesse instante, passei a avaliar a opinião da minha mãe com as possibilidades que eu tinha de investir. Doces encantam e dão um toque de sofisticação em qualquer evento e eu precisava encontrar uma forma de me profissionalizar.

Minha empresa durou oito anos, uma confeitaria que começou na cozinha da minha casa. Com um curso renomado de doces finos, aprendi a fazer bombons elegantes e muito distintos. Passei a divulgar o serviço e oferecer amostras de degustação para pessoas influentes, que poderiam se tornar clientes promissores. Meu primeiro pedido foi bem razoável e precisava estar acompanhado de um bolo. Eu tinha uma quinzena antes de assumir o compromisso de entregar o pedido na data e local combinado.

Corri contra o tempo para aprender a comercializar e a transportar bolos também. Eu tinha em mente que um trabalho de excelência exige uma série de cuidados que devem ser atendidos no começo do processo: qualidade e quantidade dos ingredientes; formas de armazenamento; refrigeração adequada; ponto da massa, da calda, do creme; decoração e embalagem. O comprometimento de um é a ruína do todo. Conforme minha carta de clientes foi aumentando, precisei oficializar o negócio, investir em instalações condizentes às regras sanitárias e em suporte para atender a demanda.

Via a necessidade de diversificar a variedade de produtos e serviços. Hoje compreendo que esse talvez não seja o caminho mais sábio. Eu poderia simplesmente me especializar em um único produto a ponto de me tornar uma referência conhecida por ele. Mas, naquela época, eu acreditava que ao escolher o segmento de público estaria perdendo mercado. Através dos doces, encantei pessoas em suas pequenas celebrações de datas comemorativas e em grandes eventos repletos de expectativa e emoção. Foram batizados, casamentos de todo tipo, formaturas, aniversários, bodas, festas infantis e temáticas, noivados, dia das mães, presente de namorados e Natal.

Eu tinha uma certa satisfação, principalmente porque me sentia parte desses eventos. Não tem como não pertencer a esses momentos especiais quando uma noiva, por exemplo, contrata um serviço tão importante como uma mesa impecável, com diversos pratos espelhados de vidro que sustentam mais de mil doces organizados por sabor e formato, arrumados em embalagens que ornam com o restante da decoração do local. Ou ainda, quando confia a você um bolo de quinze quilos dispostos em três andares de inúmeras camadas de sabor e doçura bem equilibrados em uma bandeja adornada com flores naturais que imitam o *bouquet*. E quando você sabe que os 450 bem-casados, perfumados com baunilha e um toque de limão, devidamente etiquetados com uma mensagem personalizada do casal, serão entregues a centenas de convidados como gratificação e lembrança daquela data exclusiva.

Por outro lado, sentia-me desalinhada com o futuro que eu esperava. Não estava aos fins de semana junto à família, pois precisava ficar até tarde na empresa, e tampouco nas datas festivas, em que os pedidos aumentavam exponencialmente. Trabalhar com eventos exige que você esteja disponível em realizar a festa dos outros. O período das férias escolares eram os meses em que eu mais trabalhava. Com o tempo, passei a me sentir perdida, sem resultados, estagnada e com um forte sentimento de poder realizar mais do que eu estava fazendo. Definitivamente, eu não podia passar o resto da minha vida aprisionada em uma cozinha.

Capítulo 4

O CONCEITO MULTIPOTENCIAL E A VALORIZAÇÃO DAS HABILIDADES

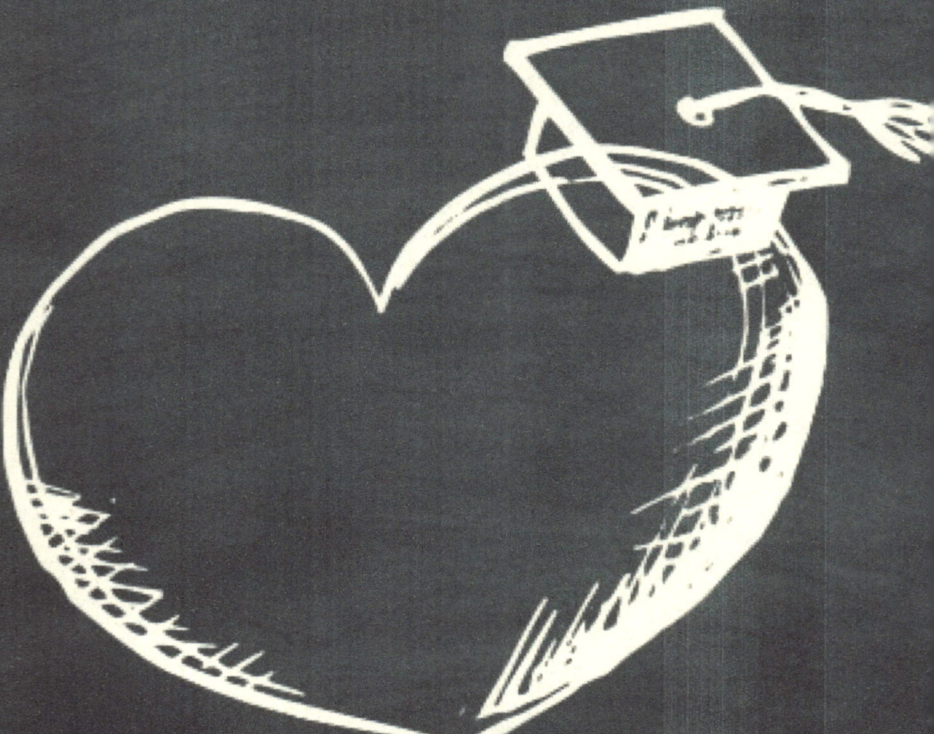

Há algum tempo, descobri um conceito que me chamou a atenção. Algo que desconstruía a ideia de atribuir o significado de errado ou anormal a "fazer muitas coisas". Logo me identifiquei, diante do cenário em que eu me encontrava. Eu já tinha passado por tantas áreas de trabalho diferentes, que a sensação que me invadia era de nunca ter conseguido terminar um projeto na vida. Na realidade, o que me incomodava era o dilema de não ter construído uma carreira profissional de sucesso.

Deparei-me com o termo *Multipotencialidade*, ou **polímata,** que consiste em definir as pessoas que parecem gostar de tudo. Os multipotenciais são aqueles que têm uma lista de afinidades com profissões, hobbies e projetos, que não acaba nunca, em áreas completamente distintas. Essa característica permite explorar diferentes conhecimentos, interessar-se rapidamente por coisas novas, adaptar-se a qualquer tipo de grupo e conseguir aplicar mais de uma habilidade nas atividades diárias.

No período Renascentista, que ocorreu na Europa entre a Idade Média e a Idade Moderna (séc. XIV a XVI), ter múltiplas ocupações era considerado algo bom. Leonardo da Vinci, por exemplo, foi músico, pintor, escritor, escultor, inventor, engenheiro e matemático. Para as pessoas da época, não havia perda de excelência diante de sua pluralidade, ao contrário, eram empreendedores de sua própria multiplicidade.

A partir da Revolução Industrial, iniciada na segunda metade do século XVIII, a demanda por profissionais especializados nas fábricas cresceu, para que os produtos pudessem ser produzidos em grande escala. Ao longo dos anos, essa exigência criou uma cultura da hiperespecialização, intensificada pela estrutura de subsistência da sociedade, cuja premissa é investir em uma única profissão. Resultado: aqueles que não encontram a sua vocação antes de cursar a universidade, acabam por se sentir desajustados.

Por muito tempo só se valorizavam os profissionais especialistas que tinham um conhecimento profundo sobre algum tema. Hoje, considerando as transformações do mercado de trabalho, quando sugerimos inovação, entendemos que ter repertório é importante para ativar a criatividade e para obter soluções. Mas ser multipotencial não significa ser multitarefa. Não é sobre fazer tudo ao mesmo tempo.

A partir daí, surgiram os profissionais multidisciplinares que, apesar de terem uma ou várias especialidades, também acolhem um vasto leque de outros conhecimentos. São sincronicamente especialistas e generalistas, pois agregam diversas habilidades, talentos e paixões.

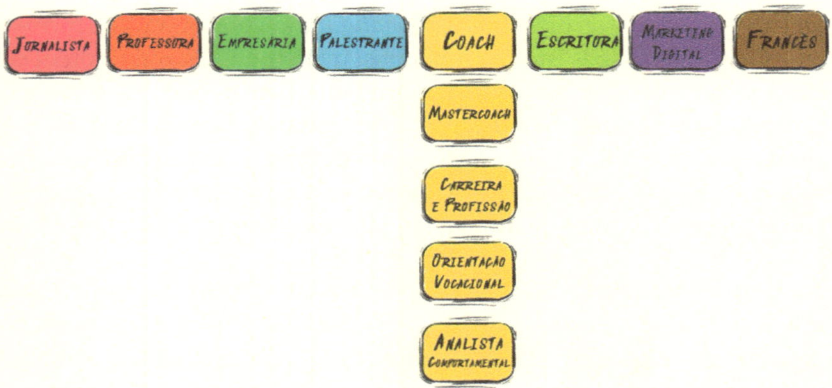

A pessoa com multipotencialidade tem como principal desafio a organização e o foco. Pode apresentar a tendência de se entediar rapidamente e não concluir seus compromissos a longo prazo, no entanto, possui habilidades valiosas para somar na porcentagem de novas profissões e negócios para o futuro:

• Agrupamento de ideias: por conhecerem tantas coisas diferentes, os multipotenciais são capazes de combinar duas ou mais áreas e criar algo inovador com essa síntese;

• Aprendizado rápido: pessoas com multipotencialidade estão acostumadas a serem principiantes em tantas coisas que estão

acostumadas a sempre recomeçar em um assunto novo. Sair da zona de conforto e não ter medo de inícios faz com que participem mais de tudo e aprendam rapidamente em diversas situações;

- **Adaptabilidade: os multipotenciais podem ser o que precisarem, pois detêm a capacidade de sempre encontrar um jeito de realizar.**

Contudo, as melhores equipes de trabalho são compostas de pessoas especialistas, capazes de aprofundar e implementar ideias, juntamente com pessoas multipotenciais, capazes de trazer amplitude de conhecimento. Não importa se você é mais especialista ou mais multipotencial. O importante é você descobrir os seus talentos e identificar onde é que você vai usá-los. De toda maneira, a busca pelo desenvolvimento profissional consiste na valorização de habilidades comportamentais, pois o seu nível de sucesso raramente excederá o seu nível de desenvolvimento pessoal.

Inteligência Emocional (I.E) e Softskills

A Inteligência Emocional é um conceito que ficou conhecido através das pesquisas do psicólogo e escritor, PhD pela Universidade de Harvard, Daniel Goleman . Em seu livro, publicado em 1995, Goleman explica que temos duas mentes dentro de nosso cérebro: uma parte racional e outra emocional. Seus estudos levam em conta que o ser humano precisa ser trabalhado em sua totalidade, contemplando a capacidade humana de se conectar consigo mesmo e com os outros, e prover o melhor da **integração razão x emoção.**

A mente racional é responsável pela compreensão de que temos uma consciência. A outra parte é um sistema que é impulsivo. Essas duas mentes em equilíbrio determinam o sucesso do indivíduo. Ele aborda que a Inteligência Emocional abrange quatro habilidades essenciais: a autoconsciência, a autogestão, a empatia e a sociabilidade. A ciência indica que o cérebro é moldado por experiências repetidas, o que indica que é possível pôr em prática ações que permitam transformar o indivíduo emocionalmente, para que seja capaz de mudar a si mesmo e aos outros.

Quando falamos em Inteligência Emocional também estamos falando sobre as principais ***softskills,*** ou seja, as habilidades comportamentais. É uma competência que podemos desenvolver para termos controle emocional, automotivação, autoconhecimento, resiliência, desenvoltura nos relacionamentos interpessoais e empatia. Quanto mais você entender e controlar os seus sentimentos, mais facilmente você poderá decidir sobre a sua vida e obter satisfação com os seus resultados. Veja exemplos de *softskills* em alta no mercado:

- **Colaboração: saber trabalhar bem em grupo;**

- **Flexibilidade: saber se adaptar às mudanças;**

- **Trabalhar sob pressão: gerenciar estresse sem perder o foco;**

- **Comunicação eficaz: ouvir atentamente e se comunicar de maneira clara;**

- **Orientação para resultados: atingir o resultado da maneira mais eficaz possível;**

- **Liderança de equipe: saber como motivar e engajar grupos.**

Uma pessoa emocionalmente debilitada sempre transforma aflições em grandes problemas, enquanto uma pessoa emocionalmente forte é capaz de mudar porque tem senso de autoquestionamento. Isso serve para todos os âmbitos da nossa vida. Ninguém precisa viver envolto em problemas, sejam eles familiares, conjugais ou financeiros. Habilite-se emocionalmente com uma estrutura emocional forte. Desenvolva a sua Inteligência Emocional.

O grande ponto de reflexão é que não fomos ensinados a desenvolver essas competências, juntamente com as ***hardskills,*** quando iniciamos na escola. Ainda é bastante comum medir apenas as competências técnicas do aluno no ambiente de aprendizagem, com uma média de notas. Contudo, nunca é tarde para aprender (e reaprender sempre) e se preparar para os novos modelos de seleção e recrutamento do mercado.

Com base na exigência dos recrutadores, algumas competências são fundamentais nos dias de hoje e precisam ser desenvolvidas por aqueles que querem ampliar as suas oportunidades em um cenário profissional competitivo:

- **Negociação;**
- **Flexibilidade cognitiva;**
- **Gestão e liderança.**

O poder da negociação

Você percebe como nós negociamos o tempo inteiro? Negociar é uma habilidade que aprendemos muito cedo. Ao contrário do que dita o senso comum, negociar não é sinônimo de pechinchar ou levar vantagem, mas de solucionar conflitos e obter desfechos satisfatórios para as disputas. Ao longo do nosso crescimento, precisávamos vender as nossas ideias e o nosso ponto de vista. Lembra quando você era criança? Quantas coisas você conseguiu conquistar com pequenos combinados com os seus pais? Hoje, eu tenho certeza de que negociamos coisas na vida desde o momento em que acordamos. Se abdicamos desse direito, acabamos por não nos posicionar e nos colocamos em problemas.

No dia a dia, estamos constantemente negociando com o cônjuge, com os filhos e com os pais. Aos meus 11 anos, eu morava em um apartamento no centro da cidade com minha irmã e meus pais. Era bem localizado e ficava a uma quadra do maior shopping daquela época. A minha mãe trabalhava fora e voltava do serviço no comecinho da noite, cansada e indisposta para cumprir a minha programação de entretenimento. Lembro-me de inúmeras vezes "faxinar" a casa em troca de um lanche no shopping. Eu imaginava que se a casa estivesse limpa e arrumada quando minha mãe chegasse do trabalho, não teríamos motivo para não sair e passear. Eu negociava.

Quem leva o lixo, quem lava a louça, quem escolhe o filme. Onde nós vamos almoçar? E isso acontece não só em casa, mas também na empresa e no trabalho. Negociamos com o chefe, com os clientes, com os fornecedores e com os colegas. Até no trânsito acontecem as negociações: quem dá a passagem, quem tem a preferência. Enquanto houver um processo de comunicação, com persuasão, buscando chegar a um acordo, alguma coisa está sendo negociada.

Mas o ponto é: o que você negocia gera ganhos para ambas as partes? O que é necessário para ser um bom negociador:

- **Gostar de resolver problemas e alcançar soluções criativas;**

- **Estar disposto a questionar para tomar a melhor decisão. Ter informações pertinentes;**

- **Não entender as objeções e os comentários da outra pessoa como uma afronta pessoal;**

- **Ser capaz de pensar claramente sob pressão;**
- **Ser um bom ouvinte (essa é a mais importante).**

Buscar conhecer técnicas de negociação já não é uma competência só para desenvolver uma equipe de vendas. É uma habilidade gerencial que pode ser aprendida, praticada e ensinada, e é exigida de um profissional moderno e competitivo. Para se tornar um bom negociador, você vai precisar desenvolver a autoconfiança, o autocontrole, a flexibilidade e a empatia. É preciso buscar por uma consciência de abundância e resultados em que ambas as partes ganhem ou, pelo menos, sintam que foi o melhor acordo possível.

Flexibilidade Cognitiva

Você sabe o quanto esse conceito vem gerando resultados com diferenciais no mercado de trabalho? A flexibilidade cognitiva é uma super habilidade que diz respeito ao esforço, interesse e capacidade de aprender sobre os assuntos mais diversos, independentemente da sua área de atuação. É a capacidade de pensar em diferentes estratégias para alcançar um mesmo objetivo.

A aptidão de flexibilizar é desenvolvida no lobo-frontal do cérebro e amadurece ao longo dos anos. Diante de uma dificuldade, nosso cérebro busca novas alternativas para que não fiquemos paralisados e tomemos decisões. Por exemplo, se eu quero vestir uma roupa e ela está molhada no varal, automaticamente busco uma alternativa. Se estou caminhando por uma calçada e me deparo com uma obra, imediatamente procuro uma maneira de desviar do bloqueio. Eventos assim acontecem o tempo todo e nem percebemos.

Devido às demandas do novo mercado, a cultura da flexibilização vem tomando corpo, geralmente por necessidade de empreender ou com a intenção de aproveitar as oportunidades de fazer negócios. Muitas pessoas estão aprendendo na prática a buscar novas estratégias para se posicionar profissionalmente. Quem consegue combinar áreas de conhecimento e gerar lucro com elas, acaba criando modelos comerciais de sucesso com muita inovação. Aumenta suas chances de crescer e de levar a sua profissão para outro nível, agregando valor e outros conhecimentos que não são da sua área de formação.

Esses dias, navegando pelo YouTube, deparei-me com um amigo engenheiro ministrando uma aula sobre aerodinâmica em seu canal. Fiquei surpresa e refleti que, de fato, as pessoas estão migrando para o digital. Eu mesma comprei uma assinatura de um programa de exercícios físicos, na promessa de ficar em forma sem precisar sair de casa. A *personal trainer,* que antes somente realizava atendimentos presenciais, agora tem um produto digital. Além de aumentar os seus recursos, promove mais visibilidade alcançando outros clientes de forma exponencial.

As plataformas online como ferramenta de trabalho estimulam os profissionais a buscarem aprender sobre *marketing* digital para se autopromover. Quantos psicólogos, nutricionistas e profissionais da área da beleza você já viu fazendo *lives*, gerenciando anúncios, criando posts? O momento desse novo mercado exige essa flexibilização. Há alguns anos, um repórter, por exemplo, era responsável apenas em produzir suas matérias e artigos. Hoje, como um bom profissional, esse jornalista precisa saber filmar, fotografar, editar, vender, fazer *lives*, dar palestras, apresentar e saber falar bem em frente às câmeras, no mínimo. Assim, como um advogado ou um biólogo, que decide estudar comunicação para entrar no mercado de palestras e aprimorar seus resultados.

Isso não quer dizer que esses profissionais não sejam especialistas e peritos em suas áreas de formação, mas somam outros conhecimentos para enriquecer o seu trabalho. O mercado de trabalho valoriza essas competências porque a empregabilidade é cada vez mais responsabilidade de cada um. No passado, o colaborador fazia o que a empresa queria. Hoje, cultivar interesses múltiplos cria o protagonismo e a autonomia na gestão da própria carreira; e os recrutadores buscam e valorizam cada vez mais esse perfil.

A pesquisa sobre o mundo das profissões é a maior aliada de quem quer se preparar para entrar no mercado de trabalho, para quem vai passar por um processo seletivo e para aqueles que querem ir na direção certa. Conhecer as organizações, o mercado de atuação e os profissionais da área exige empenho e estudo, mas vai deixá-lo pronto para uma série de ações a serem adotadas. Isso significa conhecer, especializar-se e aplicar este conhecimento. Criar uma boa rede de contatos pode possibilitar um campo de pesquisa mais amplo, com contato com profissionais que já atuam na área. Esses, por sua vez, podem compartilhar informações sobre as demandas e as oportunidades do mercado. Por fim, analise suas conquistas e vá aprimorando seu planejamento.

Gestão de pessoas e liderança são duas coisas que caminham juntas

O contexto atual é de um mercado global competitivo, com capital acessível, boas ideias em fluxo e estratégias que facilmente podem ser reproduzidas. É imprescindível encontrar um diferencial para ter destaque no mundo dos negócios. As empresas buscam pessoas inteligentes, com conhecimento sofisticado, visão global e agilidade para o trabalho. Ou seja, pessoas talentosas são vitais para as corporações. O desafio de todo gestor é atrair, desenvolver e reter esses talentos. Ele precisa das pessoas certas dentro da empresa, das pessoas certas na posição certa e das pessoas erradas fora da empresa. Pode ter como premissa a administração de um negócio, mas o seu papel é também liderar.

A liderança vai além do comando de um grupo de pessoas. É através do líder que se forma o ambiente organizacional e o clima de trabalho da sua equipe. O bom líder é inspirador e tem, na base dos seus relacionamentos, a confiança e o respeito de seus liderados. Sabe servir e ter compreensão do coletivo. A boa comunicação é a chave para gerir com sucesso, porque um bom relacionamento interpessoal depende de uma comunicação assertiva. A comunicação eficaz acontece quando conseguimos falar a mesma língua, ser precisos e nos fazer entender. É dominar a escrita, a fala, mas também saber se portar adequadamente e ouvir. O poder de influenciar é sustentado pela tríade: **confiança, comunicação** e **relacionamento.**

Gestores com alto nível de inteligência emocional conseguem ajustar o seu comportamento às necessidades de cada colaborador. Além disso, são mais adaptáveis, resistentes, resilientes e capazes de desenvolver uma carreira próspera. O desenvolvimento da inteligência emocional permitirá a construção de um ambiente de trabalho de qualidade, uma liderança de alta performance, com decisões mais assertivas e o engajamento de todos para alcançar os resultados desejados.

Estudar sobre o mercado de trabalho e carreiras, aliado aos caminhos profissionais que a vida se encarregou de me apresentar, permitiu-me desenvolver um método para direcionar as pessoas que buscam novas oportunidades de sucesso profissional, evitando os desgastes emocional e financeiro.

Capítulo 5

CRIANDO UM DIFERENCIAL PARA O MERCADO DE TRABALHO

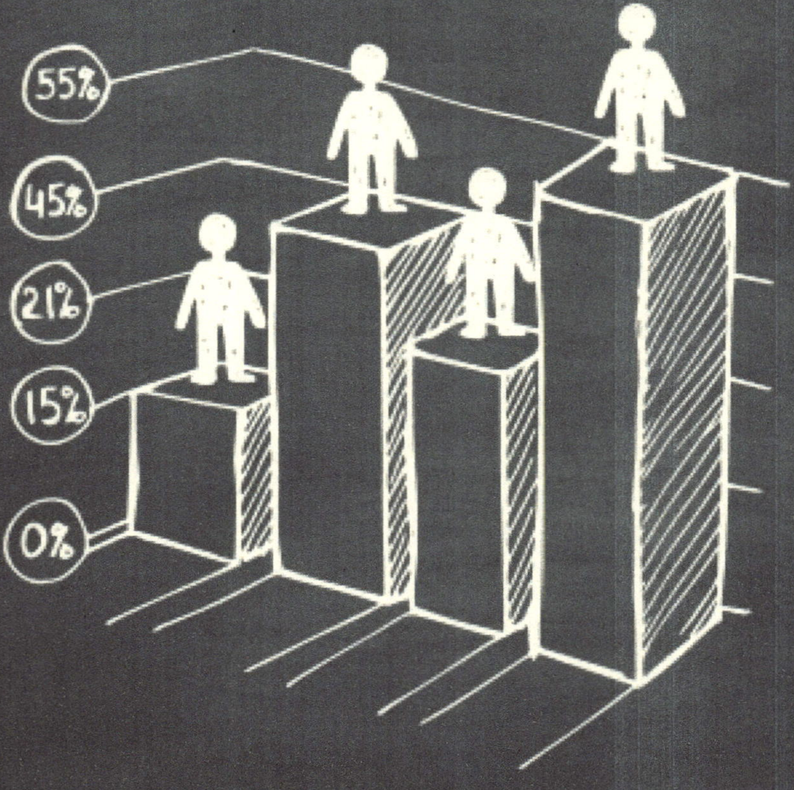

Vamos pensar agora em habilidades e talentos. Em que somos bons? Quando criança, o ambiente escolar é uma referência importante de comparação e descoberta de talentos. Uma vez por ano, o colégio onde eu estudei na década de 90 realizava, entre os alunos, uma Feira de Ciências, valendo nota e valendo prêmio. Todos os estudantes a partir da 5° série tinham a obrigatoriedade de se apresentar para garantir alguma nota. Aquela parcela de alunos que se identificava com as disciplinas propostas seguramente já teria seu reconhecimento garantido e a outra parte dos jovens, na qual eu me incluía, juntava-se a eles.

Sempre tive curiosidade na área das ciências, mas me sentia incapaz de resolver problemas (complexos) de matemática para explicar uma experiência da física ou concluir uma fórmula química. O sufoco com os números era digno para validar o meu crescente desinteresse por esses eventos. O salão da escola era o centro das atividades naquela semana. Após tempos de dedicação à criação, à pesquisa e à elaboração de um projeto, notavam-se algumas equipes entusiasmadas, outras mantendo seu plano secreto para que não houvesse plágios e uns tantos repletos de desespero, incertos de que aquilo iria funcionar.

As carteiras das salas de aulas eram carregadas até o local da exposição e se transformavam em estandes para a apresentação das experiências. Tratava-se de trabalhos sobre mecânica, ótica, fluidos, ondas, som, calor, eletricidade e magnetismo. Alguns grupos de alunos arriscavam mostrar curiosidades sobre alguma cultura, com seus dados demográficos e com amostras de comidas típicas que acabavam fazendo sucesso. Outros, se limitavam a colher folhas secas e catalogar com nome científico para representar um segmento da botânica ou exibir uma coleção de vidros com pequenas serpentes e aranhas mergulhadas em formol.

Entre as mesas que formavam um corredor, visitantes, pais de alunos e o corpo docente vagueavam de um lado ao outro admirando os cartazes feitos com cartolina colorida e ouvindo as explicações mais atrativas. Os projetos clássicos roubavam a cena, sempre com limões capazes de conduzir eletricidade e substituir a pilha de uma calculadora, ou de vulcões criados a partir de bicarbonato de sódio, vinagre e corante.

É comum as escolas promoverem também algum tipo de evento ligado à prática esportiva, como Os *Jogos Internos*, ou relacionado às Artes em alguma *Mostra do Conhecimento*. Quem sabe um concurso de redação. Nessas oportunidades, os talentos aparecem, porque todo mundo é bom em alguma coisa. Qualquer coisa.

Eu era boa em Língua Portuguesa. Gostava dos seminários de livros e debates que antecediam as provas. Eu me deleitava escrevendo (à mão, naquela época) trabalhos sobre a Revolução Francesa e o Antigo Regime nas folhas de papel almaço. Com muito capricho, os mapas precisavam ser desenhados em papel manteiga e as ilustrações recortadas de xerox. Eu tinha muita facilidade em organizar os textos, redigir, interpretar, pesquisar e memorizar datas e nomes de personagens de eventos históricos. O simples fato de eu entender a estrutura da gramática, fazia com que eu tivesse uma fácil compreensão de outras línguas com a mesma raiz, como o francês e o espanhol, por exemplo.

Mas eu era péssima em matemática. Com uma certa preocupação, no final de cada bimestre, toda a atenção estava voltada para a minha pior nota. O medo de não passar de ano sustentava o meu **foco** na zona de perigo e isso sempre me manteve na média, na média em matemática e **na média em todas as outras matérias,** inclusive em português. Estava longe de ser uma estudante exemplar.

Na tentativa de descobrir meus talentos, afinal seria um direcionamento à profissão que eu escolheria dentro de algum tempo, realizei um teste vocacional aplicado na própria escola. Lembro-me de ser um questionário simples que não tomou muito o meu tempo. O resultado me orientava a cursar Artes e História. No entanto, artista e historiadora não eram as profissões que estavam na minha lista *top 10* das carreiras que um dia sonhei em ter. Por fim, acabei não dando muita importância para aquele teste até o dia de me inscrever no vestibular.

Anos mais tarde, quando chegou o momento da decisão por um curso, a cena do teste vocacional veio à minha mente, influenciando a minha escolha no processo seletivo. Eu me inscrevi em História, em uma universidade, e em Jornalismo em outra, por desencargo de consciência. De acordo com o calendário, o exame de Jornalismo estava agendado quase um mês antes da prova de História. Assim que saiu o resultado da aprovação, perdi todas as possibilidades de querer realizar a prova da faculdade de História. Finalmente, eu seria uma jornalista.

Vivenciar o Ensino Superior parecia um sonho, porque todas as disciplinas do curso eram muito leves a meu ver. Para mim, era tudo muito fácil, embora trabalhoso. Tudo que eu precisava fazer era produzir textos, roteiros, ler cerca de dez livros por bimestre, coisa que eu já estava acostumada a fazer. Em quatro anos eu aprenderia sobre cinema, fotografia, planejamento gráfico, rádio e TV, teoria da comunicação, sociologia e história. Meus estudos se resumiam em desenvolver a comunicação e maneiras de expressar um olhar crítico e imparcial sobre as coisas. Terminei a formação superior com excelência, mas não atuei na profissão que eu escolhi porque tive um bloqueio e não me senti preparada.

Por fim, a vida se encarregou de me levar para outros caminhos profissionais. Depois de 15 anos formada em Jornalismo e ter atuado em diversas profissões que me faziam acreditar que eu estava perdida e fadada ao fracasso, dei-me conta de qual era o meu diferencial. Neste dia, fiquei em choque, aquela "ficha" caiu como um raio na minha cabeça, como se as peças de um mosaico estivessem se fechando num quebra cabeça dando fim a aleatoriedade. Eu havia me encontrado.

Na realidade, essa descoberta foi fruto de um processo que não aconteceu de uma hora para a outra. Eu já vinha enfrentando um processo de mudanças, devido à insatisfação decorrente dos meus resultados. Em 2018, tive a oportunidade de experenciar dez sessões de coaching e suas ferramentas transformadoras. Reordenei meus valores, enxerguei caminhos que estavam obscuros, ressignifiquei lembranças que tinham me causado mágoa e tracei planos para uma vida extraordinária e sistêmica. Foi o *start*.

No começo da minha nova vida, alguns relacionamentos deixaram de fazer sentido. Ambientes que eu frequentava já não estavam em sintonia com as coisas que eu estava almejando. No ano seguinte, tomei a decisão de recomeçar e fazer o que fosse necessário para me recolocar no mercado de trabalho, mais forte, com meu diferencial para assumir a minha melhor versão. Eu precisava me libertar do sentimento de culpa e das crenças que me impediam de viver na abundância.

Para sustentar a minha mudança e os meus argumentos, inscrevi-me em um curso de Formação de *Coaching*. Seria mais um ano de renúncias para mergulhar nos estudos. Aos poucos, fui agregando mais e mais conhecimentos e vivenciando todo aquele treinamento de inteligência emocional. Vi a transformação acontecendo na minha vida e percebi que tinha, nas minhas mãos, as ferramentas certas para ajudar outras pessoas. A análise de perfil comportamental e a análise das Inteligências Múltiplas premiaram o meu autoconhecimento. Foi o momento chave, quando eu, de fato, entendi sobre todas as decisões que eu havia tomado. Significou o ponto da virada, onde enxerguei o meu diferencial.

Eu tinha a Inteligência Linguística quase 100% desenvolvida. Estarrecida com o resultado apresentado no meu relatório de Inteligências Múltiplas, peguei o telefone e imediatamente entrei em contato com a minha coach para lhe contar a minha descoberta. Isso explicava tudo: todos os desafios que sofri diante dos números e as conquistas que tirei de letra por causa da facilidade com a linguística agora faziam sentido. Aquelas informações representavam a minha libertação. Eu me sentia livre da minha própria consciência. Eu estava livre para ser quem eu nasci para ser.

A Inteligência Corporal era o segundo fator de maior desenvolvimento que aparecia no documento e, por último, a menor desenvolvida, a Inteligência Lógico-Matemática. Cada item do relatório ainda trazia sugestões de profissões associadas ao desenvolvimento das inteligências. A sugestão de profissões ideais para eu seguir, de acordo com o meu relatório, era: Jornalista, Palestrante, Escritora, Tradutora, Editora e YouTuber. Definitivamente, eu estava 15 anos atrasada, caminhando na direção certa, mas às cegas e atrasada.

Tudo que eu conseguia lidar com tanta facilidade estava relacionado ao meu talento, pois o meu perfil cognitivo está ligado à expressão de palavras e de informações via linguagem. Passei a vida fissurada em estudar línguas estrangeiras como o inglês, o alemão e o espanhol, embora não fosse fluente. Conseguia memorizar os mantras e cânticos na língua indiana sem grandes dificuldades. Por fim, motivada em concluir meus estudos iniciados na juventude em Paris, terminei o curso regular de francês, fiz as avaliações e fui aprovada no Curso Superior Nancy pela Aliança Francesa. Depois segui para as aulas de tradução.

Sempre gostei de manter o hábito da leitura de romances homéricos com mais de mil páginas em menos de uma quinzena. Essa prática me ajudava a ter um bom domínio das palavras e da linguagem, e um gosto especial por comunicar e expressar as minhas ideias e pontos de vista. A pouco tempo, aceitei um desafio de escrever um e-book em 15 dias, do zero, e publicar na *Amazon*. Escrevi em 48 horas, mas precisei aprender a mexer na plataforma de diagramação e autopublicação. Atividades dessa natureza me parecia bem simples, até eu perceber que inúmeras pessoas estavam me procurando para saber como eu havia feito, revelando que suas dificuldades estavam na construção do conteúdo. Conclui o desafio, com êxito, em sete dias.

Tendo consciência de todos esses fatores, reuni a coragem de assumir as minhas habilidades. Passei a investir e a direcionar meu crescimento pessoal e profissional, por meio do desenvolvimento da minha melhor inteligência. Busquei aprimorar ainda mais a minha comunicação, aprendendo a fazer palestras de sucesso, estudando para escrever um livro de verdade, posicionando-me nas redes sociais por meio de vídeos e posts com textos de impacto. Passei a expressar ideias de incentivo ao autoconhecimento, a fim de que cada pessoa vá ao encontro de suas revelações para, a partir daí, transformar suas vidas com base nos seus talentos. Essa é uma maneira segura de acessar os seus diferenciais.

Método 5D - Acessando os diferenciais

A ideia de usar um método nasceu da compreensão de que processos, metodologia e métodos são necessários para que tenhamos apoio e consistência nas nossas realizações. Através de um caminho que alguém já trilhou, mostrando para onde que ele vai levar, fica mais fácil seguirmos em frente e alinharmos com os objetivos. Para eu retornar ao mercado de trabalho, não bastaria só fazer mais um curso. Só isso não ia funcionar. Eu precisava me posicionar, encontrar o nicho e me especializar.

Eu desenhei a trilha que eu fiz, que me fortaleceu pessoalmente e alavancou meus resultados profissionais. O nome de ***Método 5D*** apresenta cinco passos para criar autoridade e singularidade: D de **diferencial;** Ð para **descobrir** seus talentos e definir o que fazer com eles; D de **determinação** para trazer clareza aos seus valores e propósito; D de **diligência,** pois é necessário "pagar o preço"; e D de **decepção** para que as objeções e as dificuldades nos ensinem ao invés de nos levar ao fracasso.

Eu quero que você entenda o quanto é valoroso o autoconhecimento, o quanto o resultado de uma ferramenta aplicada pode fazer você olhar para toda a sua história e conseguir juntar as peças. É nessa hora que você se encontra. É a construção (e/ou reconstrução) da sua identidade, tendo bem claro o que você tem desenvolvido como talento para poder usar cada um deles na realização dos seus objetivos, para transbordar na vida do outro.

"Concentre-se naquilo em que você é bom, delegue todo o resto" (Steve Jobs).

Capítulo 6

DESCOBRIR TALENTOS: INTELIGÊNCIA NÃO É SÓ MATEMÁTICA

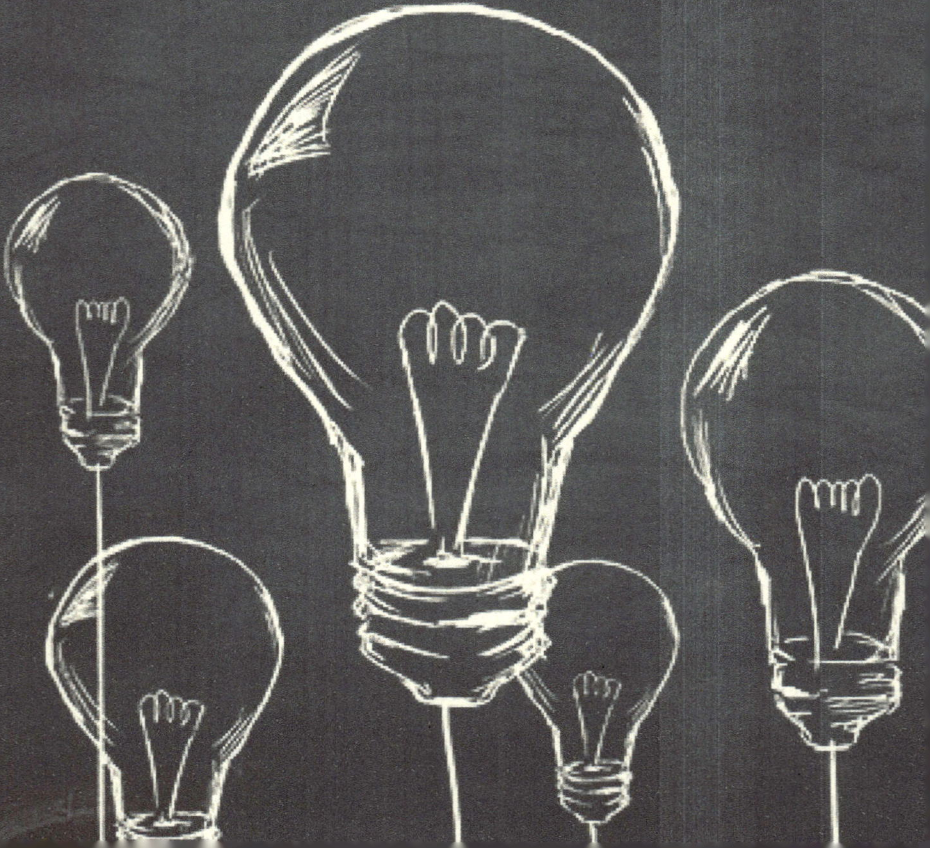

O autoconhecimento é um elemento muito eficaz na construção da identidade do ser humano, sobretudo se descoberto com a ajuda de ferramentas e com metodologia e embasamento científico. Desde o princípio do século XX, a ciência vem buscando maneiras de dimensionar a inteligência humana através de testes para avaliar as capacidades cognitivas do indivíduo. O primeiro instrumento foi uma técnica avaliativa denominada de Quociente de Inteligência.

Em 1905, os franceses Alfred Binet e Theodore Simon[13] foram os precursores dessas pesquisas, procurando detectar a defasagem na aprendizagem estudantil. Alguns anos mais tarde, o psicólogo alemão Wilhelm Stern aperfeiçoou a metodologia propondo os termos *Q.I.*, *idade mental* e *idade cronológica*. Os sucessores desses estudos criaram fórmulas e manuais de instruções, para que os testes fossem aplicados por educadores.

Em 1975, Howard Gardner [14], psicólogo e professor PhD em Harvard, iniciou um estudo que modificou o conceito da inteligência humana. Em sua teoria, todos os indivíduos possuem nove tipos de inteligências, em maior ou menor grau, e todas podem ser aprimoradas e desenvolvidas. Gardner propõe um conjunto mais amplo para o conceito da inteligência, além da psicometria (testes de Q.I.), que, segundo ele, deve compreender aptidões linguísticas, motoras, de raciocínio lógico, interpessoal, intrapessoal, artística, espacial e, mais recentemente, naturalista e existencial.

Em sua tese, defende que é preciso observar a individualidade de cada um e que qualquer pessoa pode se transformar em um gênio, desde que desenvolva habilidades. Essas inteligências são manifestadas por

---

13 VILELLA, Ana Maria Jacó; FERREIRA, Arthur Arruda Leal. **E outros. História da Psicologia: Rumos e Percursos.** Rio de Janeiro: NAU Editora, 2013. p. 720.

14 GARDNER, Howard. **Inteligências Múltiplas: A Teoria na Prática.** Tradução de Maria Adriana Veríssimo Veronese. Porto Alegre: Artmed, 1995. p. 356.

áreas de interesse. A maior parte, cerca de 60%, foram determinadas pelos estímulos recebidos no ambiente familiar, pela educação e pela cultura. Sua teoria ficou conhecida como Inteligências Múltiplas e hoje se encontra amplamente difundida nos meios acadêmico e corporativo. Desse modo, a teoria das Inteligências Múltiplas sustenta que uma criança que aprende a multiplicar números facilmente, por exemplo, não é necessariamente mais inteligente do que outra que tenha habilidades mais fortes em outro tipo de inteligência.

As Inteligências Múltiplas[15] de Howard Gardner

• **Lógico-matemática:** Responsável pelo raciocínio lógico, pensamento abstrato, resolução de problemas, capacidade de manipulação de símbolos. Perfil cognitivo típico em situações estruturadas que envolvam o entendimento da relação entre causa e efeito, e questões onde calcular, quantificar e realizar operações matemáticas complexas são relevantes. Algumas profissões dessa área: Engenheiro, Contador, Desenvolvedor de Jogos, Economista, Farmacêutico;

• **Naturalista:** Aptidão de fazer distinções relativas ao mundo biológico, identificar e classificar plantas e animais. Perfil cognitivo típico de situações onde predomina a habilidade ligada à compreensão da natureza e de seus processos, em que haja o sentimento de prazer pela convivência em ambientes com plantas e animais e o interesse em descobrir mais sobre o mundo natural. Algumas profissões dessa área: Veterinário, Biólogo, Agrônomo, Cientista de Alimentos, Engenheiro Florestal;

---

15 VIEIRA, Paulo; SILVA, Deibson. **Guia prático para acertar na sua escolha profissional.** São Paulo: Editora Gente, 2020. p. 240.

• **Espacial:** Facilidade de criação e transformação de um objeto em outro. Capacidade de pensar em três dimensões para compreender o mundo físico com precisão. Noção de localização no espaço. Tendência de pensar em imagens e desenhá-las. Perfil cognitivo típico de situações em que a percepção espacial e a compreensão do mundo visual sejam necessárias e precisas para modificar percepções e recriar experiências visuais até mesmo sem estímulos físicos. Algumas profissões dessa área: Designer, Piloto de avião, Ilustrador, Fotógrafo, Arquiteto;

• **Corporal:** Destreza e expressão com o corpo, domínio dos movimentos motores com agilidade. Perfil cognitivo típico em situações ligadas à facilidade para controlar os movimentos do corpo e para a resolução de problemas, apresentando excelência na expressão de sentimentos e de ideias por meio do seu corpo, além de ter boa coordenação, flexibilidade e velocidade. Algumas profissões dessa área: Atleta Profissional, Médico-cirurgião, Bombeiro, Chef de Cozinha, Ator;

• **Interpessoal:** Habilidade de se relacionar com outras pessoas, capacidade de gerenciar conflitos, facilidade de interagir positivamente. Perfil cognitivo típico em situações onde há uma comunicação efetiva na interação com as pessoas próximas e para fazer novas conexões. Capacidade de percepção dos sentimentos dos outros e interpretação do comportamento. Algumas profissões dessa área: Executivo de vendas, Professor, Relações Públicas, Político, Turismólogo;

• **Musical:** Reconhecimento de ritmos, notas, timbres e padrões musicais, capacidade de interpretar composições. Habilidade para tocar instrumentos. Perfil cognitivo típico em situações onde há sensibilidade para música e boa memória musical. Algumas profissões dessa área: Fonoaudiólogo, Produtor musical, DJ, Maestro, Sonoplasta;

- **Existencial:** Capacidade de compreensão de uma força superior, conexão com o Divino, habilidade de questionar filosoficamente sobre a existência. Perfil cognitivo típico de situações onde predomina a habilidade de questionar filosoficamente e refletir sobre a própria existência. Trata-se do seu contato com o divino e com o universo. Abrange a capacidade de refletir e ponderar sobre questões fundamentais da existência. Algumas profissões dessa área: Sociólogo, Filósofo, Teólogo, Líder religioso, Antropólogo;

- **Linguística:** Retórica, análise metalinguística, aptidão para explicar e expor com eficiência algo novo, facilidade em ordenar palavras, bem como suas combinações. Perfil cognitivo típico em situações de exposição: de ideias originais, da expressão de palavras e linguagem, escrita e falada; de retenção, de interpretação e de informações via linguagem; possui grande relação entre comunicação e significado. Algumas profissões dessa área: Jornalista, Publicitário, Advogado, Palestrante, Escritor;

- **Intrapessoal:** Capacidade de compreender a si mesmo. Potencial conduzido para o autoconhecimento. Perfil cognitivo típico em situações em que a capacidade de compreensão de si mesmo é um potencial que leva à capacidade de lidar bem com as próprias emoções, enxergando seus pontos fortes e os que precisam ser desenvolvidos. Algumas profissões dessa área: Psicólogo, Psicopedagogo, Assistente Social, Recursos Humanos, *Coach.*

A importância de conhecer os Perfis Comportamentais da Teoria DISC

Não só as suas escolhas dizem muito sobre você, mas também a maneira como você toma as suas decisões. Algumas pessoas são rápidas e objetivas na hora de tomar uma decisão, enquanto outras ficam paralisadas, mudam de ideia muitas vezes, demoram horas e acabam escolhendo aquilo que já tinham planejado. Outras agem por impulso. E tem aquelas que necessitam analisar os fatos e pensar um pouco mais no assunto. O que está por trás desses diferentes comportamentos?

William Moulton Marston[16], advogado e psicólogo - PhD em Harvard, criador do polígrafo (detector de mentiras) e roteirista de quadrinhos (personificou a Mulher-Maravilha) -, desenvolveu a **Teoria DISC**, que classifica o comportamento humano em quatro fatores básicos: **Dominância, Influência, Estabilidade** e **Conformidade.** Cada um desses perfis comportamentais traz características únicas e relativamente fáceis de serem percebidas, porque aparecem no seu modo de andar, de falar, de reagir; nos seus gestos; na maneira de negociar e até na hora de tomar decisões.

Quando você conhece esses mecanismos, que motivam os indivíduos a agirem como agem e a fazerem o que fazem, fica mais fácil de **entender a nossa relação com o outro**. O quanto a vida não seria mais fácil se todos soubessem lidar com as pessoas? Quantos problemas seriam evitados no ambiente familiar, social ou de trabalho? Todos nós temos os quatro fatores em nosso comportamento, mas um ou outro aparece com mais evidência, destacando ou atenuando certos traços de comportamento. De acordo com os estudos de Marston, cerca de 60% do perfil natural é genético e 40% foi moldado através de estímulos provenientes do ambiente externo. Ao conhecer o seu perfil, o seu jeitinho de ser, você pode usar melhor os seus aspectos comportamentais positivos e ajustar os negativos.

---

16 VIEIRA, Paulo; SILVA, Deibson. **Decifre e Influencie Pessoas:** Como conhecer a si e aos outros, gerar conexões poderosas e obter resultados extraordinários. São Paulo: Editora Gente, 2018. p. 224.

Imagine quatro colegas de trabalho com comportamentos distintos. Eles decidem comemorar alguma meta alcançada na empresa com um encontro. Um deles recomenda uma pizzaria. Chegando lá, esse mesmo que escolheu o restaurante determina o local onde vão se sentar. Ele ainda sugere, de uma forma bem direta, algumas opções de sabores. Resolvem dividir duas pizzas inteiras. Um deles pede uma garrafa de vinho. Um outro, resolve acompanhá-lo. Aquele que está dirigindo, vai de suco de laranja natural e o outro, que não devia estar gastando com confraternizações, logo pede uma água na intenção de economizar.

No final do jantar, pedem a conta, separadamente. O garçom, por sua vez, esquece e demora para atendê-los. O colega que chamou o atendente já se estressa e, na intenção de agilizar para ir embora logo, levanta-se na direção do caixa para sugerir que se divida o montante em quatro partes iguais. Se pudesse, já levava consigo os cartões. Nesse instante, um dos amigos discorda porque não acha justo, levando em consideração que cada um consumiu bebidas com valores diferentes. O clima fica tenso. No meio da confusão, um deles não se posiciona e concorda com o que for resolvido, enquanto o outro já está puxando conversa com as pessoas da mesa ao lado, para compartilhar alguma informação, seja ela sobre a comida ou sobre a ineficiência do funcionário.

Ao chegarem num consenso, finalizam o pagamento do jantar. O primeiro que se despede é aquele que sugeriu o local. Em seguida, vai embora o amigo que lutou pelo bem comum. O que estava conversando com as pessoas da outra mesa ainda está conversando, só que agora com o garçom. E o colega que preferiu não se envolver na confusão está esperando seu amigo, porque se sente solidário ao não deixar que ele fique sozinho.

Dos quatro amigos da cena, com qual perfil você mais se identifica? O cérebro humano responde de forma automática a estímulos emocionais que recebe para a tomada de decisões. Essas diretrizes do cérebro são chamadas de **gatilhos mentais.** Eles podem ativar algumas memórias que impactam a mente do receptor de tal forma que desperta uma reação, provocando uma ação por impulso. Bons vendedores utilizam o recurso dos gatilhos mentais para aumentar as suas chances de venda através de uma comunicação persuasiva.

Cada perfil comportamental responde de maneira distinta a esses gatilhos mentais. Aqueles que tem uma alta **dominância** no seu comportamento, respondem a um gatilho de escassez e urgência, pois são pessoas que adoram desafios. Os **influentes** agem com gatilhos de pertencimento ou sugestão de comunidade, porque são motivados a viverem em grupos. As pessoas movidas por uma **estabilidade** maior, respondem com gatilhos que indicam segurança e credibilidade, pois não querem ficar sem. E os **conformes,** por serem naturalmente mais desconfiados, agem a partir do momento que puderem reunir um número de informações que alcancem o seu nível de expectativa e satisfação.

As análises de perfis comportamentais ainda vão além, porque trazem informações sobre o **tipo psicológico**. Carl Gustav Jung, médico psiquiatra e psicoterapeuta suíço, desenvolveu um modelo para mensurar a maneira como o indivíduo se relaciona com o meio. Denominou essas atitudes de **Extroversão**, quando sua atenção está focada no mundo externo, envolvida com pessoas e experiências; e **Introversão**, cuja atenção da pessoa está orientada para o mundo subjetivo, por meio de reflexões, de pensamentos e de sentimentos. Esse conceito, tipo psicológico, resultou em quatro funções psicológicas (intuição, sensação, pensamento e sentimento) que sustentam a tipologia comportamental de Jung.

Teoria DISC

A ferramenta que analisa o perfil comportamental é fundamental para a autogestão pessoal e para o aprimoramento profissional. Gera impacto nas relações interpessoais e no resultado organizacional. O perfil comportamental norteia o que combina mais com o indivíduo, favorecendo suas escolhas com aquilo que mais se adequa a ele. Veja as principais características dos quatro perfis mapeados por Marston:

• **DOMINANTE** *(Dominance)*: A dominância é o traço que indica pessoas que são diretas, ousadas, competitivas, que são muito focadas em resultados e que acreditam que é preciso estar no controle para provarem o seu valor e serem reconhecidas. São pessoas movidas a desafios, muito determinadas e decididas, com alta capacidade de concentração e foco no trabalho. Precisam de autonomia e de posições de comando, de liderança, porque lidam bem com situações de risco e de pressão, nos quais é necessário decidir rápido. Por isso, podem ser impacientes e não levar tanto em consideração os aspectos sentimentais dos seus relacionamentos. E aí, passam a impressão de serem duras, frias, autoritárias, intolerantes e agressivas. Por trás de um perfil tão intenso e pouco flexível, existe o medo de falhar, de perder o poder e a liberdade de agir. No entanto, os dominantes são autoconfiantes e excelentes executores;

• **INFLUENTE** *(Influence)*: A influência define as pessoas que possuem uma grande capacidade de comunicação e de sociabilidade. São radiantes, calorosas, extrovertidas e otimistas. Trabalham muito bem em equipe porque gostam de estar com pessoas e sabem como persuadi-las; de usar a sua rede de contatos para conseguir o que querem. Também são muito criativas, buscam sempre inovação e são avessos à rotina. No influente, os medos e as dificuldades quase sempre estão por trás dos excessos, do agir por impulso. Como são pessoas carismáticas e motivadoras, a busca pela aprovação social é muito forte. É alguém que precisa ser homenageado e reconhecido pelos amigos para se sentir importante. Não tendem a ser pessoas formais, focadas e disciplinadas, no entanto, são excelentes articuladores por terem uma enorme capacidade de conexão;

• **ESTÁVEL** *(Steadiness)*: A estabilidade é o fator do equilíbrio e da empatia. Pessoas que apresentam esse perfil costumam ser boas ouvintes, são atenciosas e se interessam verdadeiramente pelos sentimentos dos outros. Demonstram muita disposição em servir. São capazes de fazer trabalhos repetitivos sem se aborrecer, com calma, no seu tempo, uma coisa de cada vez. São flexíveis, cautelosos, reflexivos, valorizam o planejamento com orientações claras e bem definidas. Tendem a ser mais fechados, sem demonstrar muito as suas emoções. Agem com mais paciência e tomam decisões de maneira compartilhada, sem se expor a riscos. Os estáveis podem ser mais permissivos, mais dependentes, talvez aquele que já calou opiniões e sentimentos que deveriam ter sido expostos. Mas também são aqueles que, sempre que possível, buscam o consenso e a cooperação acima de tudo.

• **CONFORME** *(Conscientiouness)*: A pessoa que tem a conformidade no seu perfil comportamental mostra traços de perfeccionismo, exigência e apreço por regras e procedimentos. É o fator da estrutura, do detalhe, da precisão, da riqueza de informações. Por isso, tendem a tomar suas decisões de maneira cautelosa e bem fundamentada. São capazes de realizar trabalhos minuciosos, mas sem improviso. Podem demonstrar um estilo rígido, de pessoas muito formais, diretas, críticas e até pessimistas, mas é dessa forma que se sentem mais seguros sobre os processos que estão conduzindo. São discretos, reservados e muito mais focados em tarefas do que em resultados. Renunciar a segurança; olhar para si sem culpa; ter autojulgamento e receio de delegar tarefas e as coisas não saírem bem feitas à sua maneira, são os grandes desafios de um conforme. E, justamente por isso, possuem elevados padrões de qualidade, encontrando falhas e solucionado problemas.

Os perfis comportamentais nas organizações

Com o conhecimento dos quatro perfis comportamentais, fica fácil compreender o porquê existe um cargo certo para cada pessoa no mercado de trabalho. É possível perceber o que combina melhor com cada um: tipo de ambiente, característica de trabalho, foco em resultado ou em relacionamentos, atividades que demandam mais ousadia ou mais planejamento, etc.

Em um processo seletivo, pessoas com perfil **dominante** são indicadas para os cargos cuja prioridade é a busca por resultados, com foco em metas desafiadoras e que exijam iniciativa e comando. Pessoas mais **influentes** são indicadas para trabalhos que propiciam articulação social, persuasão e criatividade, como apresentação de negócios e conquista de clientes. Os melhores trabalhos para pessoas com perfil **estável** são aqueles que envolvam suporte a outras pessoas, de modo que possam informar e servir, como mediadores e atendimento aos clientes, por meio de atividades com processos ordenados. Por fim, indivíduos com alta **conformidade** atuam com excelência em funções técnicas ou voltadas para a qualidade, em trabalhos que envolvam coleta de informações e solução de problemas.

Qual o plano de carreira mais adequado para o seu perfil?

Cada perfil comportamental se adequa melhor a um modelo de carreira. Uma pessoa que se relaciona muito bem e que gosta de trabalhar em equipe se sai melhor em trabalhos com ambientes dinâmicos, no qual possa se expressar. Enquanto alguém que é pouco comunicativo e mais focado em processos, talvez tenha mais produtividade em ambientes reservados. Alguns têm habilidades naturais para serem líderes, enquanto outros para serem liderados. As diferenças não param por aí. Veja alguns modelos de carreiras que você vai encontrar no mercado de trabalho:

- **Carreira Burocrática ou Tradicional:** é o modelo de carreira mais comum nas empresas com visão mais antiga, em que há divisão de trabalho, hierarquias de cargos e centralização de poder. O colaborador é promovido apenas quando sobe de cargo na empresa. O seu crescimento na carreira depende do **chefe;**

- **Carreira Acadêmica e de Pesquisa:** carreira ligada ao conhecimento e quem segue nessa área está sempre buscando especializações e participações em projetos relacionados aos **estudos.** Mestrado, doutorado, MBA e outras pós-graduações são fundamentais para quem segue a carreira acadêmica. Além da atuação em universidades e grupos de pesquisa, o profissional também pode ser contratado como pesquisador para uma empresa, desenvolvendo recursos exclusivos para aquela organização;

- **Carreira Sociopolítico:** envolve trabalhar diretamente com a comunidade, com as organizações familiares e com a **política.** Cada setor demanda uma formação específica, mas tem como base as relações interpessoais, pois necessita ser seguida por alguém com capacidade de diálogo e com muitos contatos;

- **Carreira Empreendedora:** é aquela em que o profissional está sempre inovando e usando sua criatividade para trazer algo novo ao mercado. Geralmente autônomos e independentes, onde não há chefe e os ganhos são proporcionais ao seu **desempenho.** Combinam com pessoas dispostas a correr riscos, que desejam ser donos do próprio negócio e que veem oportunidades onde ninguém as vê;

- **Carreira Multidirecional:** nesse segmento, os colaboradores podem caminhar por diferentes campos de atuação, como nos trabalhos das *startups,* por exemplo, onde um colaborador pode atuar como analista de vendas, *customer success* e endomarketing. Para quem gosta de flexibilidade e dinamismo no ambiente de trabalho, e quer conhecer outras áreas relacionadas, essa é a escolha certa;

- **Carreira Sem Fronteiras e Proteana:** são modelos de carreira em que o profissional tem autonomia para redirecionar seus planos sempre que precisar ou desejar, como os prestadores de serviço, por exemplo, que não dependem de uma organização para crescer profissionalmente. As principais características são: **autogestão da carreira,** necessidade de colaboração, networking eficiente, adaptabilidade, multidisciplinaridade e versatilidade.

Existem carreiras que promovem o crescimento profissional através de processos avaliativos, outros meritocráticos ou horizontais. Além disso, cada tipo de carreira apresenta um nível de especificação e especialização de trabalho. Alguns níveis hierárquicos são:

• **Operacional:** setor indispensável para o andamento dos negócios. São os profissionais que têm as funções mais práticas e menos específicas, como por exemplo, aqueles que atuam com a linha de montagem e produção de determinado produto, vendedores de lojas e atendentes de maneira geral;

• **Especialista:** são peritos e detêm informações e pesquisas técnicas e específicas da área. Os profissionais que atuam nesse setor conhecem o campo operacional, mas não trabalham diretamente nele. São bem reconhecidos no mercado de trabalho;

• **Gerencial (tático):** o trabalho gerencial alinha as atividades do operacional e dos especialistas. Esse setor é composto pelos gerentes de uma empresa ou de órgãos do setor público, por exemplo. Assim, eles lidam diretamente com o engajamento das suas equipes de trabalho e precisam aprimorar suas competências de liderança e de comunicação para motivar seus colaboradores. É responsável pelo **funcionamento** dos processos, dos indicadores e da gestão de pessoas;

• **Executivo (estratégico):** são os responsáveis pelo **crescimento** dos processos, dos indicativos e pela execução das atividades administrativas que impactam diretamente o desenvolvimento da empresa.

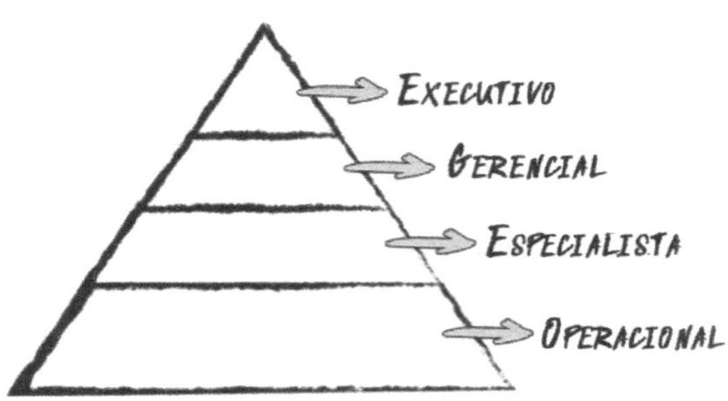

Independentemente do modelo de trabalho que mais se adequa ao seu perfil comportamental e ao espectro das Inteligência Múltiplas, a seguir você conhecerá alguns passos para elaborar um bom plano de carreira e para construir sua jornada de maneira consolidada e bem-sucedida.

Capítulo 7

DEFINIR O QUE FAZER COM OS SEUS TALENTOS

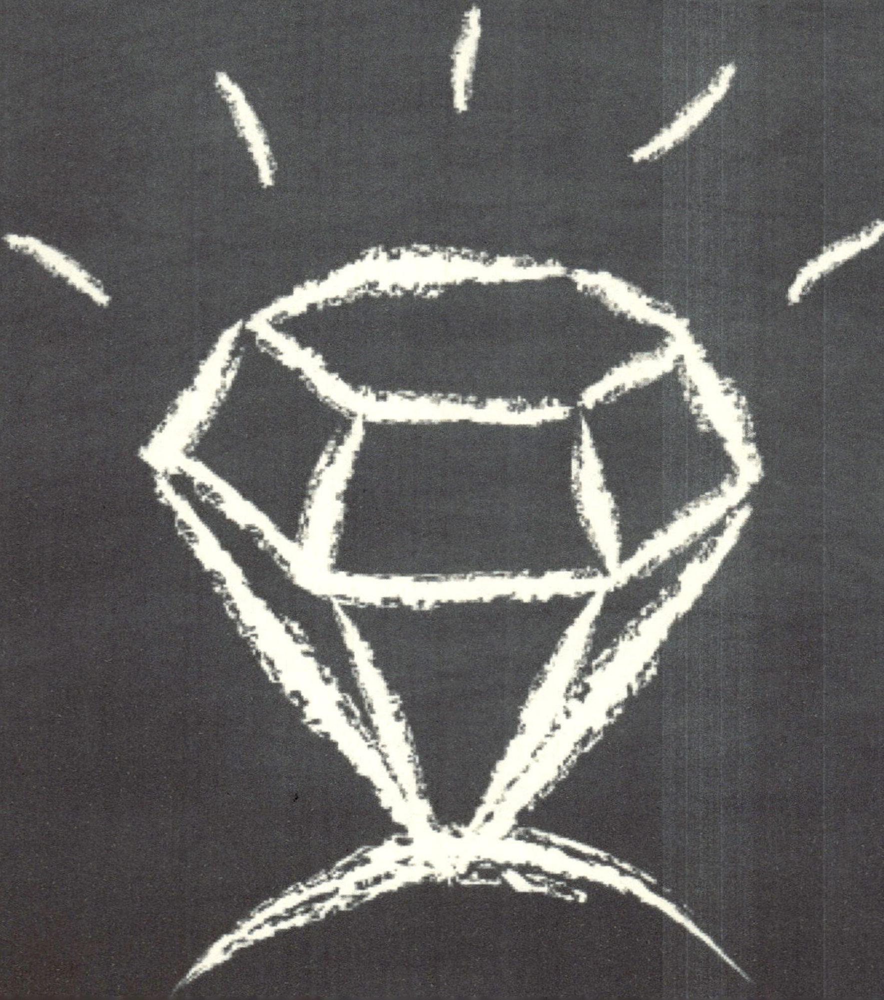

A partir do momento que você reconhece as habilidades, precisa saber o que fazer com elas, certo? A essa altura, você já sabe quem você é e aonde você quer chegar. O planejamento é o primeiro passo para concretizar uma carreira de destaque. Sem ele é difícil considerar todos os objetivos e montar um plano de trabalho coerente com aquilo que se almeja. Ele precisa organizar suas metas em um plano de ação. Um planejamento estratégico vai estabelecer etapas, mensurar e alocar os recursos necessários para se preparar e agir de forma extraordinária.

Quando saí da faculdade, definitivamente eu não tinha um plano. Esses dias, revisando uma tarefa de casa do meu filho, cujo tema era A *Produção Açucareira na América Colonial*, deparei-me lendo um texto sobre a cultura do engenho de açúcar. O passo a passo da fabricação do ingrediente naqueles tempos me chamou atenção. Trazia detalhes da atividade realizada pelos escravos que levavam a matéria prima para a moenda, onde, depois, um caldo era engrossado em tachos na casa das caldeiras e, finalmente, colocado em formas de barro para secar na casa de purgar. Os pães de açúcar eram desenformados e quebrados em blocos duros e escuros, semelhantes ao que chamamos de rapadura. Eram encaixotados e enviados para Portugal e, de lá, para a Holanda, onde passavam pelo processo de refino.

Essas viagens oceânicas, realizadas em naus, dependiam das mais favoráveis condições para que chegassem ao seu destino com sucesso. Atravessavam tormentas nos dias fechados e tempos de calmaria, debaixo do Sol escaldante e sem ventos. Se eu pudesse comparar a minha vida profissional a uma metáfora, acho que seria como a história dos barcos que ficavam à deriva no mar. Sem controle, sem saber para onde ir, sem ter muito o que fazer com o que eu tinha em mãos. Sem um planejamento de carreira, fiquei à mercê dos acontecimentos.

A vontade de se preparar tem que ser maior que a vontade de vencer

No ambiente corporativo, quando se trata de desenvolvimento pessoal e visão de futuro, encontrar profissionais perdidos é mais comum do que se imagina. A falta de perspectiva, muitas vezes, está relacionada à falta de organização nas suas tarefas e atividades diárias. As tarefas sempre serão um meio de chegar ao resultado. Esses profissionais cumprem seus afazeres sem se questionar e esquecem de alinhar seus compromissos com o que esperam viver em alguns anos. Ter um desenvolvimento pessoal e profissional baseado em metas estabelece uma perspectiva de crescimento eficaz devido à clareza das ações a serem realizadas. As metas podem ser designadas a curto, médio ou longo prazo.

Existe um processo de avaliação para que essas metas sejam realistas, desafiadoras e alcançáveis. Devem ter prazo e criam uma visão exata e muito clara do que precisa ser feito. Para isso, você pode usar o modelo de metas SMART[17], que é um acrônimo para as palavras em inglês *Specific, Measurable, Attainable, Relevant* e *Time Bound* que, traduzidos, significa que seus objetivos devem ser específicos, mensuráveis, atingíveis, relevantes e temporais. Se a sua meta atende a todas essas questões, coloque-as, uma a uma, em um plano de ação com um conjunto de tarefas.

O modelo de plano de ação 5W2H é, sem dúvida, o mais utilizado pelos gestores e o mais difundido nos meios acadêmicos.

A sigla foi, assim, definida por juntar as primeiras letras dos nomes (em inglês) das diretrizes utilizadas nesse processo. No Brasil, o modelo também é conhecido como 4Q1POC.

---

17 DRUCKER, Peter. **O Gestor Eficaz.** São Paulo: LCT Editora, 1990. p. 228.

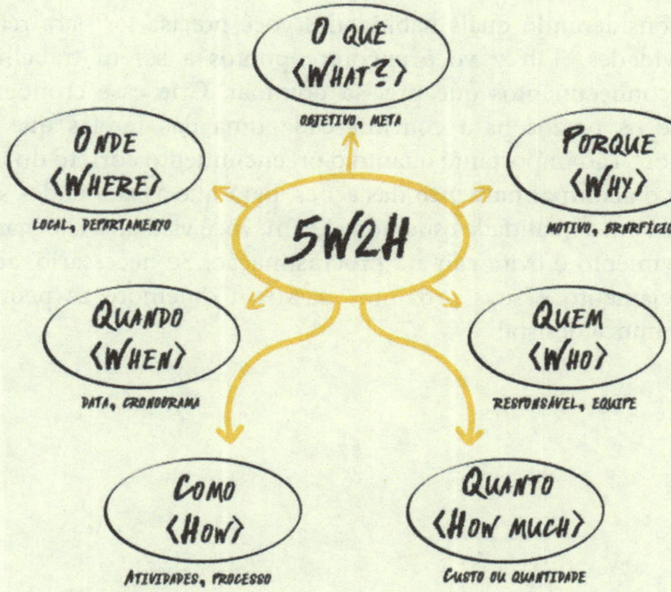

- ***What* (O que)** – Qual é a ação planejada? Quais medidas serão tomadas?;

- ***Why* (Por que)** – Por que esta ação será necessária? Por que foi definida? Qual o resultado esperado?;

- ***Where* (Onde)** – Onde a ação será desenvolvida? Qual a sua abrangência?;

- ***When* (Quando)** – Quando esta ação será implantada? Defina o prazo final para a execução;

- ***Who* (Quem)** – Quem é o responsável pela condução desta ação?;

- ***How* (Como)** – Como implementar esta ação? Quais os passos a serem dados?;

- ***How Much* (Quanto Custa)** – Qual será o custo? Qual o investimento necessário?.

Planeje considerando quais habilidades você precisa ter para realizar essas atividades. Talvez você encontre pontos a serem trabalhados e novos conhecimentos que precisa dominar. Crie esse cronograma e coloque os prazos para concluir cada uma das tarefas que você determinou. Tão importante quanto o preenchimento correto do plano de ação é o **acompanhamento** das ações, para que as atividades sejam realizadas com a qualidade esperada. Assim, você visualiza a jornada de desenvolvimento e evita cair na procrastinação. Se necessário, adapte seu planejamento e seus próximos passos. Comemore as pequenas vitórias e nunca desista!

Capítulo 8

DETERMINAÇÃO

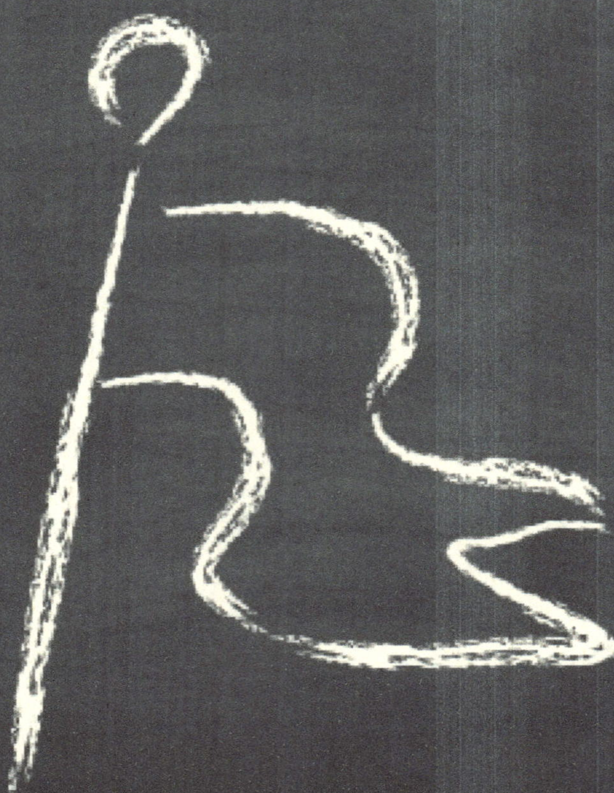

O que te move? O que te motiva a ser melhor? Reconhecimento? Promoção? Ambiente agradável ou dinâmico? O seu rendimento está relacionado às suas motivações. Uma pessoa motivada é mais produtiva e consegue agregar o melhor de si. Pessoas têm motivações diferentes e, por isso, no ambiente de trabalho, existe o profissional certo para cada ocupação. Quando eu busco me conhecer e olho para a minha experiência eu sei identificar ***o que*** eu sou capaz de fazer. Afinal, eu consegui realizar, certo? Mas nem sempre eu soube ***o porquê*** determinado comportamento era tão forte em mim. Isso tem a ver com os meus valores.

Conhecer os nossos valores nos ajuda a compreender o porquê temos determinadas atitudes. Eles nos impulsionam, motivam-nos e direcionam nossas ações. Os meus valores me indicam a maneira como eu olho a vida, determinam a minha preferência de trabalho e formas desejadas de recompensa. Nem sempre são facilmente observáveis e eles podem mudar de tempos em tempos, porque as experiências mudam e os momentos de vida também.

Em 1928, o filósofo e psicólogo alemão Eduard Spranger[18] foi o primeiro a descrever a Teoria de Valores. Seus estudos complementam a análise de perfil comportamental humano e contribui para uma melhor compreensão dos diferentes tipos de pessoas. Os tipos definidos por Spranger são chamados de Teórico, Econômico (utilitário), Estético, Político (individualista), Social e Religioso (tradicional).

• Quem possui um valor ***econômico*** mais alto valoriza a utilidade de recursos materiais, praticidade, resultados, assim como o retorno sobre o investimento de tempo, energia e recursos empregados para o acúmulo de bens. O principal motivador desse valor é a boa utilidade de recursos materiais, esse tipo de pessoa pensa mais no custo-benefício. Não gosta de desperdiçar nem tempo, nem dinheiro;

---

18 SPRANGER, Eduard. **Tipos de Pessoas**. São Paulo: Sucess for You Editora, 2016. p. 368.

• Tem também a pessoa que possui um valor ***político*** mais alto, que valoriza o destaque e o prestígio que o poder proporciona. Visa o crescimento profissional, *status* social e o controle sobre as demais pessoas. Esse tipo de pessoa possui foco em posições de comando e liderança, com clareza de onde quer chegar, geralmente são pessoas ambiciosas que sentem prazer em liderar;

• Quem tem o valor ***teórico*** alto valoriza a busca da verdade e o crescimento intelectual, utilizando sua habilidade cognitiva para compreender e sistematizar conhecimentos. É o tipo de pessoa intelectual que observa com os interesses de natureza teórica e crítica;

• Aquela pessoa que valoriza a harmonia, a qualidade de vida e aprecia as belezas naturais, assim como as experiências subjetivas, tem um valor ***estético*** mais alto. Esse é o tipo de pessoa que demonstra alto interesse na forma estética e gosta de expressar sua arte e criatividade, embora não seja determinante que o indivíduo possua dons artísticos;

• Quem possui um valor ***social*** alto valoriza a oportunidade de contribuir com o outro, com causas sociais. Gasta tempo, recursos e energia para amenizar a dor do próximo e assim construir um mundo melhor para todos. É o altruísta. Esse é o tipo de pessoa que tem alta consideração pelo seu próximo, pois para ela o outro é o que mais importa. Geralmente são generosas e possuem elevada empatia;

• E ainda tem as pessoas com um valor ***religioso*** mais alto. São as que valorizam a tradição de um sistema de vida através de crenças e princípios bem definidos. Vivem sob uma estrutura social cheia de regras, regulamentos, normas. Esse é o tipo de pessoa que vive por meio de um sistema de vida que pode ser encontrado em religiões, doutrinas, filosofia de vida ou qualquer outra atividade que possa dar importância primordial a princípios e a regulamentos para orientar seu estilo de vida e de seu núcleo familiar.

Quando eu tive acesso a essas informações, eu entendi tanta coisa que me fez mudar a chave e encontrar o caminho que, de fato, eu queria seguir. Trabalhando o autoconhecimento, com as ferramentas certas e a metodologia certa, consegui alinhar os meus valores com os meus objetivos futuros, sem desperdiçar meus talentos.

Propósito

Ter um sentido, encontrar uma razão para fazer as coisas que fazemos é o que nos enche de esperança, de gratidão e de vontade de realizar um sonho. O quanto você vê essa falta de sentido naquilo que você faz? Qual é o preço de passar todos os seus dias trabalhando só por dinheiro, usando toda sua energia e tempo simplesmente porque não tem outra opção além de encontrar um emprego (às vezes, qualquer emprego serve) sem chance ou perspectiva de mudança? Isso te faz feliz?

Buscar saber quem você é, quais suas habilidades e o quanto você é merecedor faz toda diferença na hora de enfrentar o mercado de trabalho. O processo de desenvolvimento pessoal através da busca por uma Orientação Profissional Vocacional ajuda você a desvendar os seus talentos e transformar seu esforço em resultados. A trajetória profissional, na maioria das vezes, não é como um voo direto, tranquilo e sem turbulências. Porém, se você tiver suporte emocional e conhecimento você estará preparado para, a qualquer hora, reajustar a rota e, quem sabe, até escolher um novo destino.

Descobrir e viver o nosso propósito, segundo a cultura japonesa, pode aumentar a longevidade e tornar a vida muito mais feliz. Esse conceito se traduz através da palavra *Ikigai*, que significa "razão de ser", aquilo que te motiva "a se levantar pela manhã". Com base nisso, estudiosos desenvolveram uma ferramenta de autoconhecimento, fácil de ser aplicada, composta por quatro círculos que se sobrepõem.

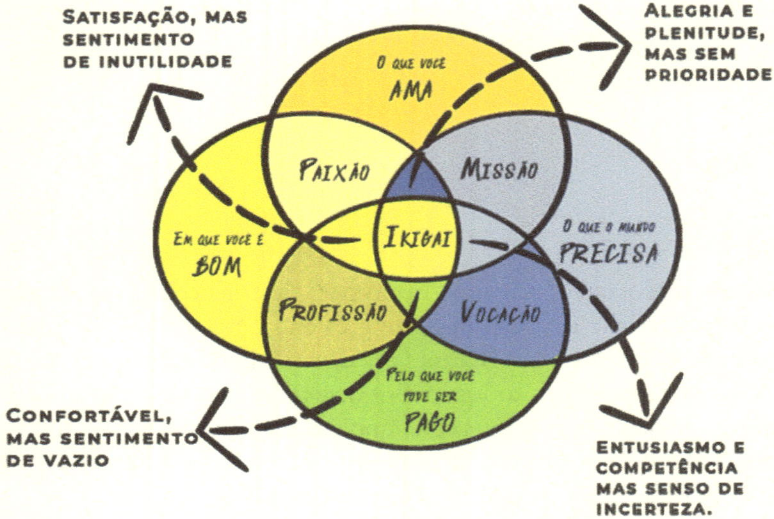

• **O que você ama:** é aquilo que a pessoa ama independentemente de dinheiro ou de outro fator externo. São os gostos, as paixões, os hobbies;

• **O que você faz bem:** é aquilo em que a pessoa é boa. São os talentos, as habilidades técnicas, as competências adquiridas;

• **O que você pode ser pago para fazer:** é aquilo em que a pessoa pode trabalhar para ganhar dinheiro, alinhado com os fatores descritos anteriormente. São as aspirações profissionais;

• **Aquilo que o mundo precisa:** é aquilo que pode ser feito para ajudar as outras pessoas. Servir e contribuir para o mundo.

A combinação desses fatores deve resultar em quatro elementos da vida: paixão, profissão, vocação e missão. Na intersecção entre os círculos está o seu *Ikigai*. De acordo com o neurocientista Ken Mogi[19], o *Ikigai* dá propósito à vida ao mesmo tempo que dá determinação para seguir em frente. É poder descobrir, definir e apreciar os prazeres da vida que têm significado para você.

A carreira profissional pode ser uma ferramenta que vai levar você a realizar seus objetivos, proporcionar os subsídios para alcançar os seus sonhos. Talvez, você precise trabalhar (sem gostar da sua atividade) por causa do dinheiro ou para ter um cargo melhor. Se esse for o seu caso, faça disso uma meta (com começo, meio e fim) e não um propósito de vida. O mais importante, na realidade, é entender a sua relação com o dinheiro. O dinheiro é uma ferramenta poderosa e necessária. É um meio de transformação e mudança de vidas. Você pode ser uma pessoa que depende financeiramente de alguém, que usa seus recursos só para si, ou ainda, é alguém que contribui com o mundo independente do que ganha. Para você crescer e contribuir, na mesma medida, você precisa desenvolver um bom relacionamento com o dinheiro, criar uma realidade melhor e ficar longe de problemas financeiros.

---

19 MOGI, Ken. **Ikigai/ Ken Mogi.** Tradução de Regiane Winarski. Bauru: Astral Cultural Editora, 2018. p. 224.

Um outro gráfico mostra, de um modo mais simples, como alinhar o seu propósito com o mercado de trabalho, para quem não quer trabalhar só por dinheiro. Com a integração das coisas que você ama e do que você já estudou, mais a observação de quais problemas o mercado apresenta, algo inovador pode surgir e gerar lucro. Quanto maior o problema a ser resolvido, mais valorizada será a solução proveniente do negócio.

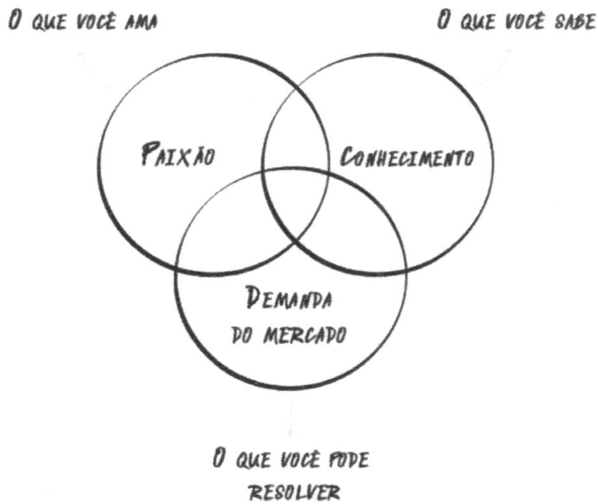

Conhecimento: cursos, experiências no que você é bom;

Paixão: coisas que você ama e gosta;

Dinheiro: o que o mercado está pedindo, quais problemas você pode resolver e ganhar dinheiro. Demanda do mercado.

Diante de tantos fatores que, muitas vezes, paralisam-nos como priorizar nossos sonhos? Os elementos da verdadeira motivação estão na necessidade de direcionar a nossa vida, no desejo de se tornar uma versão melhor e da vontade de fazer o que fazemos para o bem de algo maior. Isso se resume em **decidir** viver com constância neste propósito. Outra maneira de descobrir o propósito de vida é considerar acontecimentos importantes, alinhados aos seus valores, aquilo pelo qual você gostaria de ser lembrado após a morte. Quer deixar um legado? Veja alguns pontos para essa reflexão:

- Como você gostaria de ser lembrado pelas pessoas que fizeram parte da sua história? O que você quer realizar nesta vida? Qual o seu objetivo?;

- Quem são as suas referências? Você as admira por quê?;

- Quais são as suas características positivas? Qual a sua essência? O que te diferencia das outras pessoas?;

- O que você sabe fazer? Quais são os seus talentos especiais?;

- Qual o seu objetivo? Ajudar, inspirar, ensinar, contribuir; como?;

- Quais são os seus porquês? Os seus principais motivos para fazer isso acontecer.?

Quem encontra a sua motivação e acorda feliz para o trabalho, certamente é um profissional mais produtivo, mais inspirado e que contribui mais com o mercado e com o mundo. Quem sabe o seu porquê passa pelo processo de escolha de forma mais simples, com leveza e certo de seus resultados.

"O que você faz serve apenas como prova do que você acredita"
(Simon Sinek)

Capítulo 9

DILIGÊNCIA

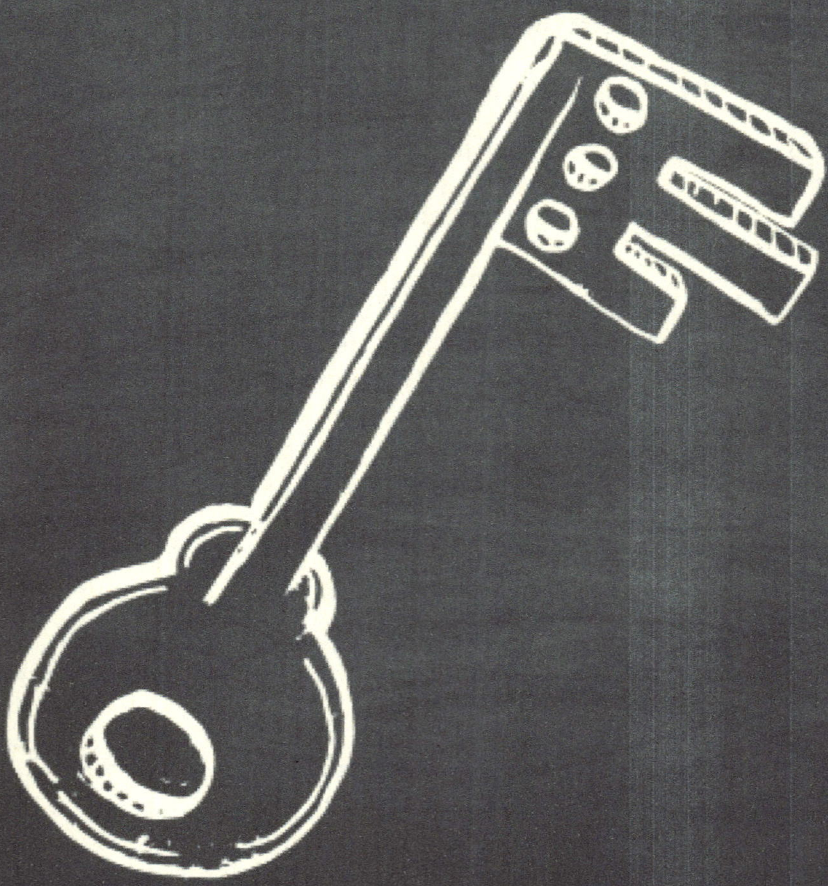

Você contrataria alguém com o seu nível de dedicação? Você normalmente dá desculpas para não fazer o que deve ser feito e se ressente por achar que nada dá certo para você? Ser diligente é buscar ser sempre mais do que te pedem, procurar estar acima do esperado. É ter presteza, zelo, cuidado e, ao mesmo tempo, velocidade no modo de fazer algo. A diligência envolve muitas qualidades e está intimamente ligada a alta performance. É uma habilidade que pode ser desenvolvida com persistência, criatividade, competência, dedicação - de forma inteligente e eficaz - de modo a alcançar um resultado de excelência.

Um trabalho diligente é planejado e executado sem atrasos. É o trabalho focado, produtivo em quantidade e qualidade, e que tem o resultado esperado. É o trabalho bem feito, sem enrolação, sem demora, sem ser do mesmo já feito. Se imagine dono de um empreendimento com dois colaboradores que exercem a mesma função. É notável a diferença quando um se esforça para se superar, busca resultados com excelência e consegue fazer uma entrega extraordinária. Enquanto o outro, exerce somente aquilo que lhe foi designado, sem muita entrega, sem muita qualidade, razoável. Se precisasse escolher um dos dois qual seria? O segredo não está em todas as coisas que fazemos, mas naquelas que fazemos bem.

Buscar um atalho talvez seja a ação que define o inverso da diligência. Não é de hoje que sabemos que buscar o caminho mais rápido, que oferece o menor esforço, pode gerar consequências desastrosas, porque não prepara e não coloca o indivíduo verdadeiramente em vantagem. A preguiça, a presunção, a ignorância e a irresponsabilidade são os obstáculos que o diligente consegue vencer. Por conta disso, tem reconhecimento, respeito, autoridade e seus esforços são facilmente transformados em lucro. A diligência é uma virtude que transforma a vida profissional e aquele que a desenvolve leva esse potencial para outras áreas importantes, como o casamento e a relação com os filhos.

Produtividade é saber escolher

Um fator que impacta o processo de desenvolvimento pessoal e profissional é o foco. Quem tem foco no que faz tem um nível de eficiência muito maior. Foco, disciplina e decisão andam juntos e é preciso uma disposição interior, uma inclinação pessoal, uma vontade de alcançar determinado objetivo. Para algumas pessoas ter foco é muito desafiador, mas é uma habilidade possível de treinar e de desenvolver, melhorando a concentração e a atenção. Quando se desenvolve a capacidade de se manter focado, adquire-se um maior rendimento nas atividades que estão sendo realizadas. Com a atitude diária da consistência, alcançamos a alta performance.

Os elementos-chave para manter o desempenho e, de fato, concretizar os projetos em andamento consistem em ter o desejo de conquistar, de acreditar ser capaz e de saber como chegar lá. Infelizmente, boa parte das pessoas vivem na **média** de sua performance. Não desenvolvem suas competências, são muito pouco produtivas e são resistentes a saírem da sua zona de conforto. Vivem uma vida medíocre porque se conformam com seus resultados insatisfatórios e reclamam.

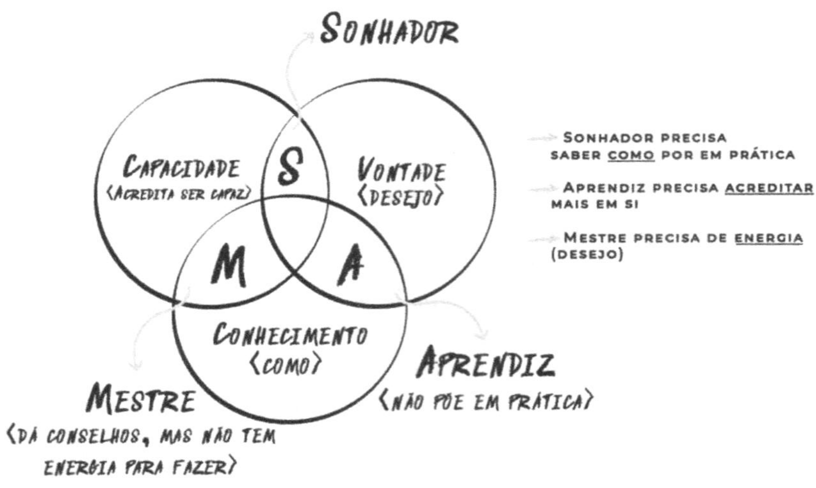

Tanto em experiências pessoais quanto profissionais, já passaram pela minha vida diversos tipos de pessoas com seus picos de *performance*. Pensei nas pessoas que não conseguem finalizar um projeto, porque simplesmente começam e não terminam. Lembrei-me daquelas que mal conseguem tirar seus sonhos do papel, porque não sabem por onde começar. Também daquelas que falam, dão conselhos para todo mundo, mas não têm energia para fazer para si. Eu mesma, provavelmente, já fiz parte da turma que apenas junta o conhecimento e não coloca em prática, porque nunca se sentem prontos para agir. Todas essas pessoas têm **picos de *performance*** e não alcançam a **alta *performance*** se não souberem usufruir da inteligência produtiva.

A produtividade máxima acontece no fluxo de um ciclo, como uma roda, e não em picos, com altos e baixos. Advém do completo envolvimento em uma atividade com foco, felicidade, sem esforço absorvido, com suas competências todas engajadas. O sonhador só tem **picos de performance,** pois precisa saber como pôr em prática para viver em um fluxo. O eterno aprendiz deve acreditar mais em si mesmo para aplicar todo o seu conhecimento. E o mestre precisa de mais energia para conseguir realizar.

O segredo é saber em quê e onde se manter focado

A produtividade é fundamental para melhorar o desempenho e ter eficácia. Ser produtivo não significa ser multitarefas e fazer um monte de coisas ao mesmo tempo. Não é estar ligado nos 220w, realizando as atividades automaticamente na correria da rotina diária. Quem nunca passou por isso e, no final do dia, ficou cansado com a sensação de não ter conseguido fazer tudo aquilo que tinha se comprometido a fazer?

Uma pessoa produtiva é calma, entusiasmada e possui centramento. O cérebro humano tem canais que processam diferentes tipos de informação que nos permitem fazer duas coisas de uma vez. Mas não há como focar, efetivamente, em duas coisas ao mesmo tempo, pois ficamos com a atenção dividida. Precisamos escolher onde focar e adotar atitudes e comportamentos que ajudem nesse processo. Estar em ambientes que distraem provoca ainda mais distração.

Sempre que ouvimos falar de produtividade, também ouvimos falar dos ladrões do tempo. Onde gastamos a maior parte do nosso tempo? Paradoxalmente, os avanços tecnológicos que proporcionaram o aumento da produção, porque substituíram o trabalho manual fazendo o homem ganhar mais tempo, é, supostamente, aquele que hoje mais rouba o nosso tempo. Interrupções, atrasos, falhas de comunicação, erros de terceiros, visitas sociais, crises, telefonemas inesperados: são inúmeros os fatores externos que podem roubar a nossa atenção da tarefa que realmente precisamos terminar. No entanto, outros elementos também são responsáveis pelo insucesso da produtividade. E esses dependem da autogestão pessoal. Desorganização, centralização, desmotivação, ausência de planejamento e procrastinação são alguns fatores autogerados que nos impedem de realizar.

Em uma aula que assisti sobre Gestão e Business, um professor questionou os alunos sobre o que eram os seus negócios. Cada qual com seus empreendimentos logo foram respondendo de acordo com o segmento de suas empresas e negócios. Ele ouviu quieto e, em seguida, concluiu com uma negativa: "Não. Errado". No momento, todos se entreolharam como quem dissesse: "O que ele sabe sobre minha carreira, meus funcionários e meus rendimentos?". Ninguém entendeu até que ele, coletivamente, complementou indicando para o desenvolvimento pessoal de cada um: o seu negócio é gestão.

Seja bom em gerir. Na mesma hora, compreendi que ele se referia à autogestão pessoal. A autogestão é a capacidade que uma pessoa tem para guiar os seus próprios caminhos, reconhecendo o que é necessário para chegar aos seus objetivos. Seja no aspecto pessoal ou profissional, é uma habilidade cada vez mais importante. Para isso, técnicas, ferramentas e metodologias existem para nos ajudar.

No século XIX, um economista italiano, Vilfredo Pareto[20], escreveu um modelo matemático que afirmava que 80% das terras eram propriedade de 20% das pessoas, gerando uma distribuição previsivelmente desigual das riquezas. No final dos anos 1930, seu princípio tornou-se regra universal e ficou conhecido no mundo das ciências e dos negócios. A **Lei de Pareto** afirma que o menor esforço leva aos maiores resultados. Isso nos ensina a estabelecer prioridades. Quando criamos uma lista de tarefas e selecionamos o que é mais importante, estamos aplicando a verdade de Pareto. A proporção depende das circunstâncias, 80/20, 90/10, no entanto, segue exatamente o mesmo princípio.

É possível mapear a produtividade para entender onde estamos perdendo tempo. Com esse recurso, temos clareza de quais atividades devemos priorizar para o sucesso, quais outras são delegáveis, menos importantes, urgentes ou disfarçadas de imprevistos. A partir daí, fica mais fácil colocar as tarefas do dia em uma agenda e não se perder nas atividades. Uma agenda sadia deve contemplar os diversos pilares da vida.

Se uma pessoa passa de segunda a sexta-feira dedicada exclusivamente ao trabalho, ao chegar no fim de semana, naturalmente, vai tentar compensar. Pode ser que acorde cedo e vá praticar algum esporte, depois resolva alguma coisa que não deu tempo durante a semana. Então, leva os filhos e a esposa para passear, e a noite já tem compromisso com alguns amigos. No dia seguinte, acorda e vai para a igreja e, depois, almoça na casa de parentes em uma confraternização familiar. No final da tarde, tenta estudar alguma coisa, mas está exausto e mal consegue fazer seu planejamento para a semana que se inicia. Na segunda-feira, começa tudo de novo.

Será possível otimizar uma vida cheia de compromissos? A partir do mapeamento das tarefas diárias para desvendar os ladrões do tempo, sim, é possível organizar e equilibrar uma agenda. Criar um cronograma semanal que reserve tempo para a saúde, para o lazer, para o casamento,

---

20 KELLER, Gary; PAPASAN, Jay. **A única coisa:** O foco pode trazer resultados extraordinários para sua vida. Tradução de Caio Pereira. 2 ed. Barueri: Novo Século Editora, 2019. p. 208.

para os filhos, para os familiares, para os amigos, para o espiritual, para servir, para o desenvolvimento intelectual e profissional. Quando você conseguir dividir e executar pequenas coisas em início, meio e fim, vai se sentir capaz de concluir projetos cada vez maiores.

Mais de uma vez, questionaram-me como era possível eu produzir tanto, com uma qualidade de alto padrão e sem erros. Na minha confeitaria, após algum tempo de negócio, o fluxo de caixa e a carteira de clientes se estabeleceram, fazendo com que as coisas funcionassem como numa engrenagem. O ciclo girava em torno de investimento, de produto, de cliente, de lucro e de reinvestimento. A minha linha de produção era limitada, muito mais devido à minha mentalidade de escassez do que às condições que eu tinha para crescer.

Como qualquer pessoa que venha a empreender, o bom andamento do trabalho e os resultados da minha empresa dependiam só de mim. Eu conseguia atender, naquela época, até sete festas por final de semana. Esses eventos contemplavam comemorações de toda natureza. Eram doces para chás de bebê, mimos corporativos para alguma data especial em alguma empresa, noivados, casamentos, bodas, batizados e aniversários. Os sabores dos confeitos, os modelos, o tema e a embalagem eram todos personalizados e de acordo com a expectativa do cliente. O sucesso dessa demanda exigia a minha **dedicação** total e muita, mas muita **organização** da minha parte.

Não é tão simples quanto parece trabalhar com alimentação. Tem todo um cuidado em relação às exigências sanitárias e à qualidade dos ingredientes. Eu buscava melhores preços com os melhores fornecedores. Não hesitava em comprar produtos confeiteiros de marca importada, sobretudo chocolate, pois eu tinha o retorno sobre o investimento. Quem entende de cozinha sabe que a má qualidade de um ingrediente compromete qualquer técnica sofisticada. Às vezes, você perde a receita ao utilizar um produto que não corresponde à textura, ao aroma e ao sabor desejado. Eu sempre fui exigente e, de certa forma, a minha clientela também. Aprendi com isso que algumas coisas são inegociáveis.

Prazo, trabalho de excelência, bom atendimento e valor são inegociáveis. Era impossível trabalhar sem um cronograma, uma agenda eficaz. Entre uma massa e outra, eu planejava as campanhas sazonais, os detalhes do processo de fabricação, as minúcias dos acabamentos, a negociação com os fornecedores, a compra dos insumos, a divulgação diária nas redes sociais, a entrega, o atendimento e a forma de pagamento.

A autogestão pessoal foi minha aliada na organização do meu tempo. Na intenção de dar conta de tudo, arrumei recursos que me permitiam ter uma vida mais produtiva e sistêmica. Seguem algumas dicas (que me ajudaram) para você otimizar a rotina e conciliar suas atividades, utilizando as suas horas improdutivas:

• Não perca tanto tempo com a televisão. Há dez anos tomei essa decisão e hoje não assisto mais nada na TV. Troco facilmente qualquer programa por leitura e estudo que me proporcione desenvolvimento pessoal;

• Acorde 20 minutos mais cedo ou durma 15 minutos mais tarde, assim você ganha tempo para fazer uma atividade física ou estar com a sua família;

• Aproveite a hora do banho, da maquiagem, da higiene pessoal, para ouvir um podcast, um treinamento ou *audiobook*;

• Algumas pequenas pausas durante as atividades são capazes de revigorar as energias e melhorar a concentração;

• Seja grato e humilde. Aprenda a delegar e aceite a ajuda do outro. Na minha visão de negócio tudo era importante, previsível, porém, nada era dispensável ou delegável. Acredito que, naquela época, o meu lema era "pague o preço e não tenha dó de você". Eu acreditava que não precisava da ajuda de ninguém. Mais tarde, descobri que o perfeccionismo e a presunção têm mais a ver com uma barreira de autoproteção que me mantinha a uma distância segura para não lidar com a minha fragilidade. A frase que dita "antes feito do que perfeito" não existia para mim. Isso manteve a minha clientela fiel e satisfeita, mas certamente me impediu de crescer;

- Seja criativo e foque na solução. Evite pessoas negativas que reclamam de tudo;

- Curta a jornada e viva o presente.

Fazer de uma semana algo mais produtivo nos enche de entusiasmo, sobretudo, quando combatemos a procrastinação. Com algum tempo, adquirimos o poder do hábito que resulta na transformação: pequenas tarefas diárias, quando executadas todos os dias, podem mudar a vida, sua e da sua família. Aprenda a vencer a preguiça e não desperdice o seu tempo!

Capítulo 10

DECEPÇÃO: APRENDENDO COM A REJEIÇÃO

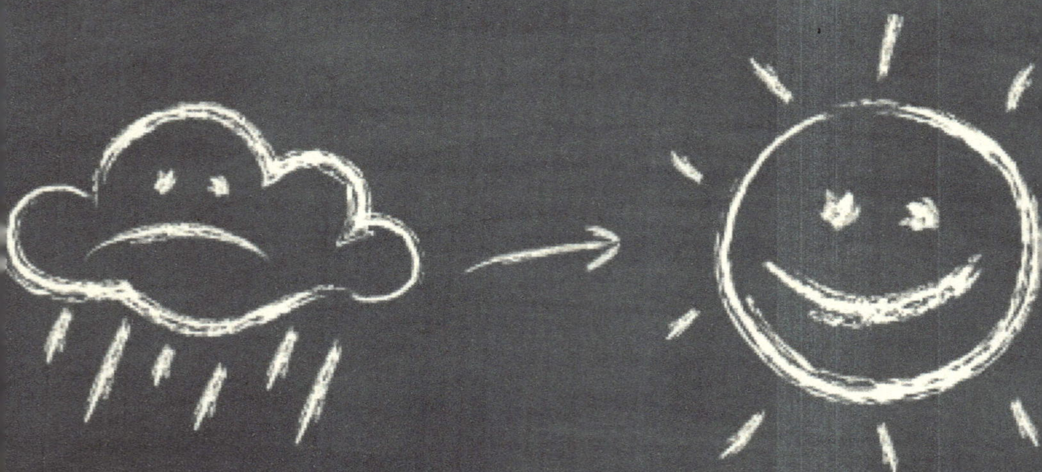

A rejeição é uma ferida na alma e que nos aprisiona num lugar onde não fomos feitos para viver. É ardilosa e perigosa, porque atinge indiretamente nossos resultados. A pessoa que se sente rejeitada cria muros de sobrevivência com base no orgulho e na arrogância para se proteger. Para grande parte das pessoas, contornar e vencer a rejeição é, suficientemente, desafiador, a ponto de precisar abraçar de vez a vulnerabilidade.

Desde a época de colégio, como mecanismo de autodefesa, incorporei papéis que me favoreciam pertencer a um determinado grupo ou a me sentir mais capaz de vencer alguma disputa. Ou ainda, tomar posições que me possibilitavam corresponder, emocionalmente, a alguma realidade que nem sempre era a minha. Quem se sente rejeitado sem motivo, geralmente, procura fazer exatamente isso para se livrar desse sentimento ruim. O problema é que esse comportamento resulta em grandes decepções. Tentei ser mais do que me era exigido e parecer menos suscetível do que eu era, só para me manter a uma distância segura e encontrar uma forma de não precisar lidar com essa emoção perturbadora.

Por traz da rejeição, existe o **medo** de ser rejeitado, ofendido, criticado e controlado. O complexo de rejeição pode se tornar um grande impedimento para quem sofre com ele. Esses comportamentos, ao longo do tempo, transformam-se em armaduras, em verdadeiros disfarces de convencimento. Muros construídos de presunção para sustentar um voto secreto ou para não demonstrar a fragilidade. Máscaras de empáfia para manipular o outro com argumentos incansáveis. Máscaras para se apresentar muito tolerante, permissivo e concordata, na intenção de obter reconhecimento ou comprar proteção. Máscaras para validar a vaidade da própria significância, sendo perfeccionista e exigente.

O medicamento eficaz para a toxidade da alma é o **autoconhecimento** que traz um arsenal de ferramentas e possibilidades para abrir as portas do desenvolvimento pessoal, através da transformação de *mindset* e de comportamentos. A chave dessa mudança está em:

- **Fortalecer a identidade.** Tirar a máscara do orgulho e da arrogância é se permitir ser vulnerável, porque você não é o que você viveu até hoje. Você não é o que fizeram de você. Perdoe-se. Você não é os seus erros. Persista buscando o novo. Novos aprendizados, novos hábitos para criar uma mentalidade voltada para a abundância;

- **Entender que a vida é feita de altos e baixos.** Nosso ego tende a distorcer a realidade. Quando estamos no topo, o ego faz com que as coisas pareçam melhores do que realmente são. E quando vivemos abaixo do desejado, o ego faz com que as coisas pareçam piores do que realmente são. Aprenda a lidar com o ego para enxergar a arrogância do sucesso e o medo do fracasso;

- **Vencer o medo que paralisa.** Contornar o medo de errar e o medo do julgamento. O corpo produz substâncias químicas de acordo com o nosso estado emocional, como adrenalina, serotonina, endorfina, etc. Descubra o que funciona para você controlar esses estados, utilize exercícios de respiração ou meditação;

- **Aprender a usar a frustração e a rejeição para o sucesso.** Quem não ousa, não experimenta e quem tem metas muito limitadas não fracassa, mas também não tem sucesso. Quando você se questiona: "e se eu não passar no vestibular?"; "se eu não conseguir aquele emprego?"; não foque no medo e na preocupação. Ao invés disso, pergunte-se o quanto você vem se preparando de maneira adequada. Você pode tropeçar, cair e aprender. Ouvir um não (ou muitos nãos) faz parte e está tudo bem. Você pode recomeçar hoje mesmo, buscando ajuda e orientação profissional para elaborar um plano de carreira assertivo.

Não meça o seu valor pelo reconhecimento que as pessoas te dão, independentemente do poder que elas têm na sua vida. Ficar preso às armaduras da rejeição nos faz ficar acorrentados às nossas próprias desculpas e amarrados àquelas histórias que abonam os nossos fracassos. Quando não sabemos quem somos ficamos presos as nossas limitações, justificando a cada dia as oportunidades perdidas. E o risco de não chegar a lugar nenhum é bem alto.

Passei anos me sentindo sem credibilidade, com vergonha de assumir o meu potencial, dando mais ouvidos para o sentimento de culpa e para as pessoas que pudessem me criticar. Trabalhar o **merecimento** me fez enxergar que fomos feitos para viver uma vida de abundância e tudo que não é abundância é disfunção, que deve e merece ser tratada. Eu não acreditava em mim e não tinha um plano. Com muito estudo e diversas experiências que não se complementavam, eu me sentia diferente.

Eu frequentava um meio social que tinha opiniões e tendências profissionais distintas das minhas, enquanto eu queria inovar e empreender. Hoje, questiono-me como eu poderia esperar apoio daqueles que valorizam a estabilidade e a segurança? Muitas vezes, essas opiniões eram o suficiente para eu não confiar nas minhas realizações, fazendo-me duvidar que estivesse trilhando o caminho certo. Desvencilhei-me das raízes da rejeição e do fracasso no reencontro comigo mesma, o que me devolveu a coragem de agir, de assumir o comando do barco da minha vida para colocá-lo na direção que eu quisesse.

Reflexões Finais

NÃO DESISTA DOS SEUS SONHOS E MUDE O QUE FOR CAPAZ

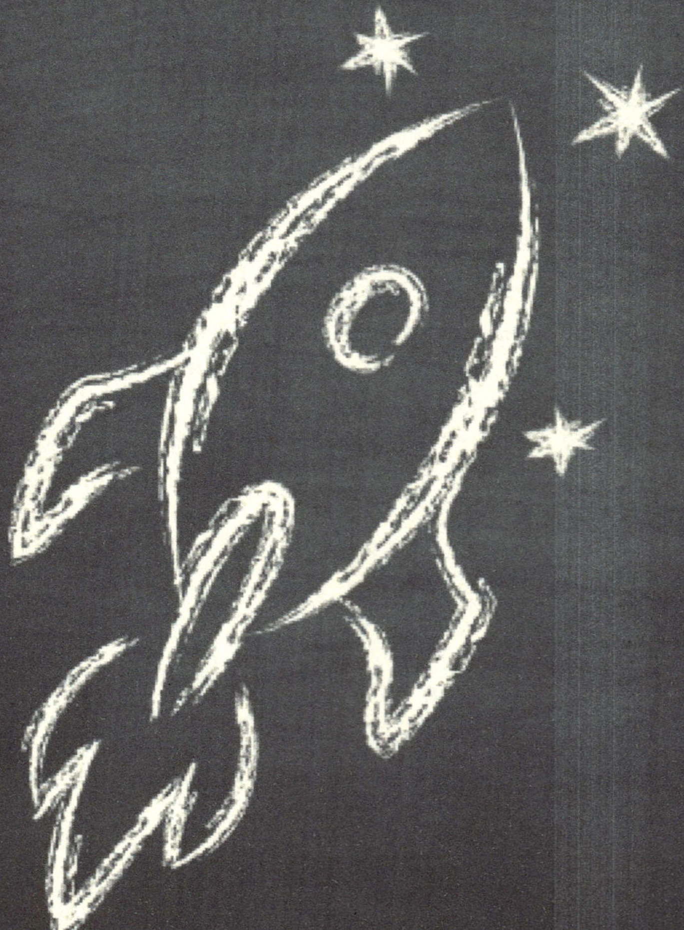

A vida se transforma quando nos damos uma chance. Hoje, orgulho-me em dizer que não me sinto fracassada, nem atrasada na vida profissional e tampouco perdida. Ainda não sou boa em muitas coisas, sobretudo em matemática, e está tudo bem. Desenvolver a inteligência emocional e tantas outras habilidades comportamentais foi uma profunda imersão no autoconhecimento. Foi um caminho de descoberta, estudo, dedicação e renúncias.

Tudo começou com a necessidade de encontrar um diferencial para obter mais resultados profissionais. A jornada de pesquisas e de estudos me levou além, pois me apresentou os recursos capazes de restaurar feridas emocionais, permitindo a reconstrução de uma identidade forte e sadia, conectou-me às pessoas certas e me deu coragem para recomeçar mais uma vez, sem culpa e sem desculpas. Acabei por descobrir talentos que estavam escondidos e, por meio deles, resgatar sonhos que estavam engavetados e esquecidos.

Com uma mistura de prazer e nostalgia, olho para os acontecimentos dos anos 80, 90, 2000 em diante, segura de que não precisamos nos prender a uma única ocupação pela vida inteira. Aprendi a estar aberta, a relembrar cada fase vivida como parte de um processo de cura e de crescimento. Entendi que é possível somar as habilidades que temos aos mais variados interesses e, com isso, gerar novas profissões ou negócios inovadores. Temos cada vez mais mercado diante da evolução tecnológica!

Se você precisa de apoio e de orientação, busque o serviço de um profissional especialista em carreira e profissão. Hoje, existem testes vocacionais gratuitos na Internet, mas com que metodologia? O uso de teste vocacional é uma prática antiga, mas simplória, que transmite para as pessoas uma ideia errada de que um único teste pode indicar uma área de estudo ou uma profissão. Um processo de Orientação Profissional Vocacional é uma construção onde você vai descobrir, através de uma metodologia e de ferramentas, aspectos do seu comportamento e habilidades que precisam ser trabalhadas.

Com essa nova lente, o mundo ganha outras possibilidades, novos cenários e o horizonte se amplia! Quanto mais você se conhece, mais você cresce, melhor você se comunica e se percebe nas interações com a vida. Isso te dá condições para você ajudar as pessoas à sua volta a crescerem também. Um profissional vai orientar acerca do mundo do trabalho para que as decisões sejam tomadas com segurança e de forma assertiva. Hoje, eu atendo os jovens que estão ingressando nesse mundo das profissões, inexperientes e na maioria das vezes indecisos com suas escolhas.

Conhecer a si mesmo é essencial para alcançar os sucessos pessoal e profissional. O diferencial de cada um está na atitude, no inconformismo de acolher uma só forma de olhar a vida. O meu diferencial tem a ver com resiliência, autocompaixão e consciência para renovar as forças, ser realista e aprender com as experiências que a vida me deu. Após recomeçar tantas vezes em caminhos de insucesso e indecisão com ajuda e autoconhecimento, foi possível reescrever uma história próspera, com sonhos e oportunidades de crescimento, na missão de mostrar o caminho para aqueles que estão desorientados na jornada profissional.

Aprendi que não somos capazes de controlar as circunstâncias a nossa volta, apenas somos capazes de controlar a nossa atitude. Eu escolhi recomeçar e, desta vez, com muito mais inteligência.

“O insucesso é apenas uma oportunidade para recomeçar com mais inteligência”
(Henry Ford)

Leia também, da Editora InVerso

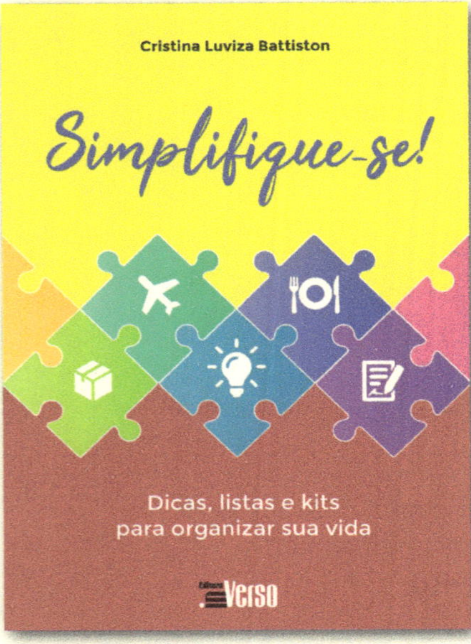

SIMPLIFIQUE-SE!

Organizar o que está ao seu redor está diretamente relacionado ao encontro do ser, pois a organização permite que a vida seja mais leve interna e externamente.

Neste livro, você encontrará dicas, listas e kits simples e rápidos para simplificar sua vida!

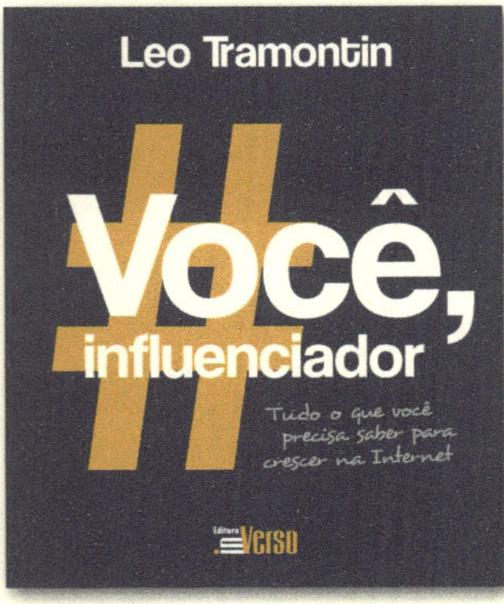

VOCÊ, INFLUENCIADOR

Para quem busca empreender, não dá para negar a necessidade de entender melhor como divulgar seu trabalho nas redes sociais, na mesma medida em que ser eficiente e alcançar a realização pessoal também é fundamental. Imagina ter uma opção sem fronteiras físicas para atingir seus objetivos, com custo interessante e todas as ferramentas essenciais na palma da sua mão? Atraente, não? Este livro mostra como atingir os resultados esperados sendo você mesmo o influenciador!